Elisabeth Breton

Réflexologie, un vrai remède au stress

AF209894

Elisabeth Breton

Réflexologie, un vrai remède au stress

Éditions Vie

Imprint

Any brand names and product names mentioned in this book are subject to trademark, brand or patent protection and are trademarks or registered trademarks of their respective holders. The use of brand names, product names, common names, trade names, product descriptions etc. even without a particular marking in this work is in no way to be construed to mean that such names may be regarded as unrestricted in respect of trademark and brand protection legislation and could thus be used by anyone.

Cover image: www.ingimage.com

Publisher:
Éditions Vie
is a trademark of
Dodo Books Indian Ocean Ltd. and OmniScriptum S.R.L publishing group

120 High Road, East Finchley, London, N2 9ED, United Kingdom
Str. Armeneasca 28/1, office 1, Chisinau MD-2012, Republic of Moldova, Europe
Managing Directors: Ieva Konstantinova, Victoria Ursu
info@omniscriptum.com

Printed at: see last page
ISBN: 978-3-639-80653-3

Copyright © Elisabeth Breton
Copyright © 2015 Dodo Books Indian Ocean Ltd. and OmniScriptum S.R.L publishing group

Réflexologie, un vrai remède au stress

Elisabeth Breton

Remerciements

*Pour l'écriture de ce livre, l'auteur s'est inspiré de ses ¨20 ans d'expérience professionnelle en tant que relaxologue-réflexologue. Il fait suite à une première publication, « **Réflexologie pour la forme et le bien-être** », aux Éditions Vie.*

Les ouvrages ainsi que les éléments disponibles sur Internet ayant contribué à l'élaboration de cet ouvrage sont référencés à la fin du livre.

Les illustrations « Zones réflexes pieds, mains et visage » ont été déposées auprès de la SACD (Société des Auteurs et Compositeurs Dramatiques) et enregistrées sous le numéro 000092475, le 10/10/2014.

Techniques réflexes conjonctives, périostées et dermalgies viscéro-cutanées (contribution ostéopathique à la réflexologie)®-Méthode originale d'Elisabeth Breton. Marque déposée à l'INPI N°19 4 517 964, le 23/01/2019.

Les informations publiées ne prétendent en aucun cas se substituer à un acte médical. Elles ne peuvent nullement remplacer l'avis d'un médecin. Conformément à la loi, la pratique de la réflexologie ne peut être en aucun cas assimilée à des soins médicaux ou de kinésithérapie, mais à une technique de bien-être par la relaxation physique et la détente libératrice de stress.

(Loi du 30.04.1946, décret 60669 de l'article I.489 et de l'arrêté du 8.10.1996).

J'adresse mes remerciements sincères à tous ceux qui ont contribué d'une manière ou d'une autre à la réalisation de ce manuel.

Avec toute ma gratitude
Elisabeth Breton

Note aux lecteurs

Les indications livrées dans cet ouvrage le sont à titre d'information. Ils ne se substituent en aucun cas aux enseignements proposés au sein de l'école de réflexologie d'Elisabeth Breton, dans le cadre d'une formation professionnelle.

Il est important de suivre un cursus de formation orienté dans l'accompagnement et la prise en charge de la personne par la réflexologie afin d'obtenir une qualification professionnelle nécessaire à l'exercice du métier de réflexologue.

Les protocoles de relaxation et de stimulation réflexes présents dans ce manuel sont le fruit du travail de nombreuses années, et sont basés sur l'expérience et les hypothèses élaborées au sein de l'école d'Elisabeth Breton.

Un des objectifs d'Elisabeth Breton est de vérifier s'il existe des liens de communications « réflexes » entre les zones réflexes (plantaire, palmaire, faciale, crânienne) et les différents organes et glandes de notre corps.

*« La méthode expérimentale est une démarche scientifique qui consiste à tester par **des expériences répétées** la validité d'une hypothèse en obtenant des données nouvelles, qualitatives ou quantitatives, conformes ou non à l'hypothèse initiale.*

*L'expérience scientifique se distingue de l'expérience empirique en ce **qu'elle exige un protocole conçu à partir d'une hypothèse** ».*

« Divine est l'œuvre de soulager la douleur »

HIPPOCRATE

SOMMAIRE

Réflexologie, un vrai remède au stress

INTRODUCTION

Réflexologie pour le confort et le bien-être

Selon la définition de l'encyclopédie libre en ligne Wikipédia:

« La réflexologie est un soin non conventionnel, de type massage.

Elle repose sur le postulat que chaque organe, partie du corps ou fonction physiologique correspondrait à une zone ou un point sur les pieds, mains, visage ou les oreilles. Un toucher spécifique appliqué sur ces zones permettrait ainsi de localiser et dissiper les tensions afin de rétablir l'équilibre du corps. ...».

La pratique de la réflexologie ne peut être en aucun cas assimilée à des soins médicaux ou de kinésithérapie, mais à **une technique de bien-être par la relaxation physique et la détente libératrice de stress.**

(Loi du 30.04.1946, décret 60669 de l'article I.489 et de l'arrêté du 8.10.1996).

La réflexologie est utilisée notamment pour :

- ➤ relaxer, le stress étant à l'origine de nombreux dysfonctionnements physiques et psychiques ;
- ➤ réguler les systèmes nerveux et hormonal, détendre le système nerveux ;
- ➤ déceler, localiser et éliminer les dépôts formés par des cristaux d'acide urique ou autre toxine et les déverser dans le sang et la lymphe ;
- ➤ activer les circulations sanguine et lymphatique ;
- ➤ renforcer le système immunitaire ;
- ➤ prendre en charge la douleur pour apporter un bien-être, un meilleur confort, une diminution de l'intensité de la douleur (sous forme d'un soin de support) ;
- ➤ prévenir, soulager et favoriser l'équilibre du métabolisme.

La réflexologie, comme technique de relaxation, vise à une réduction du stress et génère une « *diminution du niveau d'alerte, de la fréquence cardiaque et respiratoire, ainsi que de la tension artérielle*» qui seraient favorables à la relaxation.

La réflexologie a une action directe sur le système neuro-hormonal, sur le système viscéral et sur l'appareil musculo-squelettique. Elle procure un sentiment d'équilibre et de bien-être.

La réflexologie est une méthode de relaxation. Elle a un effet calmant, apaisant, déstressant, revitalisant et rééquilibrant. Elle est une pratique courante et unanimement appréciée. Les réflexologues indépendants, comme les établissements proposant la réflexologie, sont de plus en plus nombreux. La réflexologie est pratiquée par des professionnels venant de différents domaines (médical, paramédical, psycho-social, esthétique, sportif, bien-être et autre…).

La réflexologie, comme technique de relaxation, est d'un apport reconnu dans le stress, l'anxiété, la dépression, les dépendances et dans de nombreux troubles liés au stress.

Réflexologue, un professionnel de la gestion du stress

Depuis 2015, reconnaissance professionnelle de l'activité de réflexologue. Le **TITRE PROFESSIONNEL DE REFLEXOLOGUE** est enregistré au **Répertoire National des Certifications Professionnelles (RNCP).**

Le Centre de formation Elisabeth Breton est le premier centre qui a obtenu la reconnaissance du titre de réflexologue RNCP, (<u>Certification professionnelle de réflexologue reconnue par l'Etat, publication au Journal Officiel du 25/07/2015</u>).

Une certification professionnelle atteste d'une « qualification » c'est-à-dire de capacités à réaliser des activités professionnelles dans le cadre de plusieurs situations de travail et à des degrés de responsabilités définis dans un « référentiel d'activités et référentiel de certification ».
Le Répertoire national des certifications professionnelles (RNCP) évalue les titres et certificats d'école qui mènent à un métier.

L'Office national d'information sur les enseignements et les professions (ONISEP) est un acteur essentiel pour l'orientation professionnelle des étudiants et des personnes souhaitant réorienter leur parcours professionnel. Le site de l'ONISEP diffuse sa propre fiche sur le métier de Réflexologue RNCP.

L'activité de réflexologue est répertoriée à l'INSEE (Institut national de la statistique et des études économiques), dans la catégorie: Santé humaine et action sociale - Code APE : *8690F Activités de santé humaine non classées ailleurs.*

Le réflexologue est un professionnel de la relation d'aide, du développement personnel et du bien-être de la personne (Pôle emploi, Répertoire Opérationnel des Métiers et des Emplois, *fiche N° K1103, Développement Personnel et Bien-être de la personne*).

Le métier de réflexologue n'est pas réglementé à ce jour en France (24/09/2021).

Débouchés professionnels - Secteurs d'activités

Le réflexologue peut intervenir dans le domaine médical, paramédical, social, sportif, ainsi que dans le domaine de l'esthétique et du bien-être.

Le réflexologue peut exercer sous toute forme de statut professionnel. Le statut le plus souvent utilisé est toutefois celui de profession libérale ou auto-entrepreneur. Il peut également être salarié d'une structure : portage salarial, entreprises, associations, hôpitaux, centres sportifs, instituts de beauté, etc.

La reconnaissance du métier de réflexologue est aujourd'hui importante pour identifier les professionnels compétents, de haut niveau et capable de développer ce type d'approche dans une vraie démarche qualitative.

Le réflexologue n'est pas un médecin, il n'est pas « thérapeute » au sens médical du terme. Il ne prescrit pas de médicaments, n'établit pas un diagnostic, ne propose pas un accompagnement thérapeutique, ne traite pas un symptôme ou une maladie et ne soigne pas.

Le mot thérapeutique provient du mot grec « therapeutikos », du mot « therapeuein », qui veut dire « soigner ». Un thérapeute est une personne qui soigne un malade à l'aide d'une thérapie. Anciennement, le terme thérapeute pouvait désigner un médecin. Aujourd'hui, il est le plus souvent employé avec un préfixe : Psychothérapeute, physiothérapeute, kinésithérapeute, ergothérapeute, hypno-thérapeute, art-thérapeute, etc.

PREMIERE PARTIE

Phénomène du stress

S'il est bien un mot qui connaît un usage en constante progression, tant dans les différents médias que dans nos échanges verbaux, c'est bien celui de « stress », fléau de notre société moderne. D'après l'OMS (Organisation Mondiale de la Santé), plus de 4 millions de Français sont touchés par le stress, soit 15% de la population. Et ce chiffre est en constante augmentation d'année en année.

Un état de stress apparaît dès lors que notre organisme se sent agressé par une situation difficile à gérer, qu'elle soit interne ou externe. Le stress peut se manifester tant sur le plan physique que psychologique et génère systématiquement une hyperfonction du système nerveux.
Les situations stressantes sont multiples : stress au travail, précarité de l'emploi, divorce, problème de santé, etc., ne laissant plus forcément le temps nécessaire à notre biologie de s'adapter. Le stress est au départ le moyen mis en œuvre par notre organisme pour nous adapter. En cas de danger imminent, notre corps va sécréter de l'adrénaline (l'hormone du stress) pour nous stimuler et nous donner les moyens de réagir.

Le problème est que le cerveau ne fera pas la différence entre un danger « physique » et un stress « psychologique » : il fabriquera les mêmes substances en vue de nous adapter. Nos organes de sens captent les « *stresseurs* » éventuellement présents et transmettent les informations au cerveau. Celui-ci analyse ces données puis stimule l'hypothalamus, une petite glande située au milieu du cerveau, qui est à la fois le centre de nos émotions et le pilote de nos hormones.

Cet aspect physiologique permet de comprendre le lien étroit entre émotions et stress. L'hypothalamus, à travers le système nerveux central et périphérique (moelle épinière, nerfs sympathiques) va commander aux glandes surrénales de libérer dans le sang des catécholamines, jouant le rôle de neurotransmetteurs. La plus importante de ces substances chimiques est l'adrénaline, molécule sécrétée en cas de stress, qui va augmenter la respiration, le rythme cardiaque, la pression artérielle, contracter les muscles, permettre aux pupilles de se dilater, etc. C'est la réponse d'urgence de notre corps face à un danger.

Pour mieux comprendre le phénomène du stress, il est nécessaire de cerner les trois phases du stress :

1. **Première phase : l'alarme**

   En situation d'urgence, notre programme de survie s'active afin de mobiliser nos forces et nos défenses. Pour ce faire, le rythme cardiaque, le tonus musculaire et le taux du sucre sanguin augmentent. Ce stress peut être qualifié de « positif » car il répond aux besoins vitaux de survie. Cette phase d'alarme ne dure pas plus de vingt-quatre heures car le corps s'y épuiserait. Une fois le danger écarté, l'organisme puise dans ses réserves d'énergie et libère d'autres hormones (endorphine, dopamine et sérotonine) pour un retour au calme. Le retour à l'équilibre se fait grâce au système nerveux parasympathique.

2. **Deuxième phase : la résistance**

   Pour pouvoir s'adapter à un agent stresseur durable, notre corps va mobiliser des moyens de résistance. Cette étape se traduit par une surconsommation de micronutriments et d'énergie ainsi que la production d'une grande quantité de déchets métaboliques comme les radicaux libres. C'est le *syndrome général d'adaptation*.

C'est dans cette phase que différents *maux psychosomatiques* peuvent apparaitre : maux de tête, migraines, fatigue, tension nerveuse, anxiété, vertiges, brûlures d'estomac, maux de ventre, ballonnements ou spasmes intestinaux, crampes, palpitation, oppression respiratoire, prise de poids ou perte d'appétit, hypertension, baisse d'immunité, problème de peau, cystite, sciatique, lombalgie, cervicalgie, tendinite et tant d'autres dérèglements intérieurs. Ces maux se manifestent pour permettre « une adaptation de survie » de notre corps sur le plan physique, psychique et physiologique face aux phénomènes du stress quotidien.

Dans cette phase, le stress s'installe, devient chronique et le système nerveux parasympathique, celui qui permet la récupération et la régénération, ne joue plus son rôle, il est freiné voir inhibé.

3. **Troisième phase : l'épuisement**

Si la situation ne redevient pas normale, nous continuons à lutter et il arrive un moment où nos réserves vitales sont épuisées. La dopamine et la sérotonine sont au plus bas, le système immunitaire s'écroule et laisse la place aux pathologies lourdes (infarctus, hypertension artérielle, dépression grave, anxiété chronique, « burn-out »…).

Lorsque nous sommes stressés, deux grands systèmes sont sollicités :

1. **L'axe hypothalamo-hypophyso-surrénalien (l'axe H.H.S.)** est un système triple en interrelation. L'hypothalamus et l'hypophyse sont situés dans la boite crânienne. Sous l'effet du stress, ils stimulent le système sympathique ainsi que la sécrétion d'hormones par les glandes surrénales. Parmi ces hormones, il y a l'adrénaline et le cortisol.

2. **Le système neurovégétatif,** système nerveux autonome qui régule le fonctionnement de l'organisme (système cardiovasculaire, respiratoire, digestif, transpiration…) grâce à deux systèmes antagonistes mais

travaillant néanmoins en synergie : le système sympathique (branche dite activatrice des réactions de défenses) et le système parasympathique (branche dite inhibitrice, laquelle permet à l'organisme de récupérer).

Le système nerveux étant étroitement lié au système hormonal, une cascade de réactions chimiques se déclenche, entraînant des troubles manifestes.

L'Axe H.H.S.

Hypothalamus
Corticolibérine (hormone CRH)

↓

Hypophyse
Corticostimuline (hormone ACTH)

↓

Glandes surrénales
Adrénaline (hormone d'action d'urgence, dans la phase d'alarme)
Cortisol (hormone de l'endurance, dans la phase de résistance)

Un événement stressant provoque une réaction en chaîne qui débute dans le cerveau et aboutit à la production de cortisol par les glandes surrénales.
Le cortisol active alors en retour deux zones du cerveau : le cortex cérébral pour qu'il réagisse au stimulus stressant (fuite, attaque, immobilisation...) et l'hippocampe, qui va apaiser la réaction. Si le stress est trop fort ou prolongé, l'hippocampe saturé de cortisol ne peut plus assurer la régulation.
Lorsque le stress perdure, nous nous trouvons dans un état de réponse permanente, ce qui use notre système cardio-vasculaire, diminue nos défenses immunitaires et perturbe un ensemble de régulations hormonales indispensables au bon fonctionnement de notre corps.

Ce sont les déséquilibres du système nerveux, de ses fonctions sympathique (la mobilisation) et parasympathique (la récupération) qui affectent le métabolisme, l'immunité ou le système cardio-vasculaire. Aucun domaine du corps n'y échappe, puisqu'ils sont tous dépendants du système nerveux. Stimulé, notre système nerveux sympathique déclenche des réactions en chaîne : augmentation de la sécrétion d'adrénaline, accélération de la fréquence cardiaque qui dirige le flux sanguin vers nos muscles, et sécrétion du cortisol, qui entraîne un surplus d'énergie. Nous sommes en état d'alerte maximum, toutes nos ressources physiques et intellectuelles sont mobilisées pour trouver une solution à la situation : fuir ou affronter.

L'adrénaline et le cortisol sont les principales hormones responsables des réactions physiologiques observées dans le stress. Les taux de cortisol et d'adrénaline augmentent de façon importante et permanente en cours d'un stress. Ces hormones agissent à distance sur les organes périphériques.

Ce sont les régions les plus primitives de notre cerveau qui déclenchent l'alarme : les structures dites *limbiques, comme l'amygdale et l'hippocampe*, impliquées notamment dans la formation des émotions et de la mémoire.

Nous sommes soumis au cerveau reptilien et au cerveau limbique, qui reflètent nos mécanismes de défense et de résistance (mécanisme de fuite, de lutte, d'inhibition).

Le stress est un processus à double sens. Il suppose l'existence de facteurs de stress dans l'environnement et la réaction d'un individu soumis à ces facteurs de stress.

Cette conception a mené à **la théorie de l'évaluation cognitive**, proposé par Lazarus et Folkman en 1984. L'effet stressant est essentiellement le résultat de l'écart entre les exigences de la situation et les possibilités subjectives de contrôle. Si la menace perçue est supérieure aux ressources perçues, il y a stress.

Face à une situation qui pose problème à l'individu, celui-ci va procéder d'abord à une évaluation de l'enjeu de la situation : représente-elle une perte, une menace, un défi ? (*évaluation primaire*).

La personne évalue ensuite les ressources dont elle dispose pour agir, répondre ou éventuellement intervenir sur la situation problématique (*évaluation secondaire*).

C'est l'appréciation personnelle de ces deux dimensions qui va générer ou non du stress perçu chez la personne, qui ensuite va mettre en place un comportement.

«*Théorie de l'évaluation cognitive*» par Lazarus et Folkman

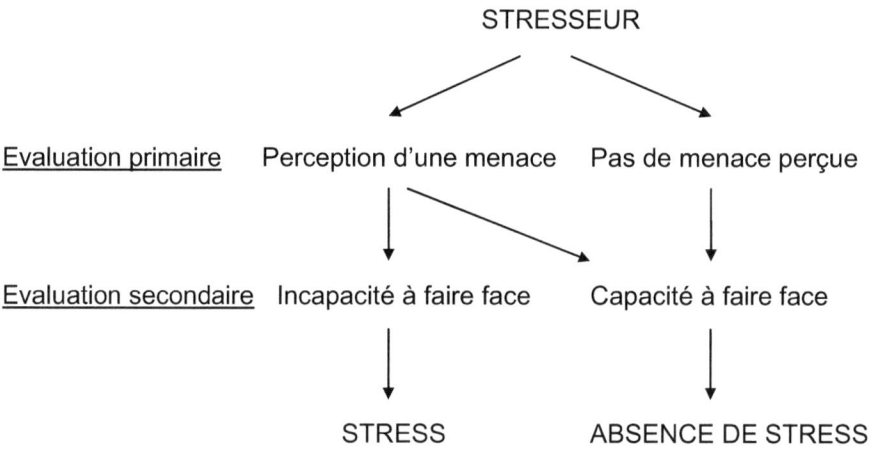

Nous ne sommes pas tous égaux face à la perception d'un événement et cette façon de percevoir les situations est déterminante dans notre réaction d'adaptation. Chaque choc émotionnel, chaque expérience interprétée comme mauvaise ou toxique laisse des stigmates dans notre cerveau limbique (le cerveau émotionnel).

Notre façon de réagir face à ces stresseurs dépend des circonstances, de notre nature mais aussi de notre passé. Nous ne réagissons pas de la même manière à différents moments de notre vie, en fonction de notre vécu.

Nous sommes souvent sous l'emprise du fonctionnement du cerveau reptilien et du cerveau émotionnel (limbique). Nous agissons inconsciemment ou consciemment aux travers des mécanismes de défense et de résistance, portés et animés par nos émotions conflictuelles qui nous empêchent de prendre le recul nécessaire pour discerner la réalité telle quelle. Nous reproduisons donc plus ou moins les mêmes schémas comportementaux qui nous entrainent dans des répétitions souvent vécues douloureusement physiquement et psychiquement.

La seule façon de se sortir de ce cercle vicieux est de donner la place au cerveau cognitif qui a le pouvoir de discerner, d'ajuster, de tempérer et d'équilibrer l'action souvent néfaste du cerveau reptilien et du cerveau limbique. La force de notre cerveau cognitif (intelligent, rationnel, posé, équilibré, juste, clairvoyant, bienveillant…) repose justement dans sa capacité d'agir et d'influencer les comportements, les attitudes, les émotions issues de nos cerveaux reptilien et limbique, qui nous aveuglent et portent souvent du tort. Mais ce n'est pas une tâche simple, ceci demande un entrainement permanent et quotidien de remise en question, de réflexion et d'introspection.

Nos pensées et nos émotions influencent une grande partie de nos sensations physiques, de même que ce qui se passe dans notre corps intervient sur tout ce que nous pensons.

Prendre conscience, changer et appliquer un fonctionnement « cognitif » demande du temps, voire des mois d'entraînement, des années de transformation, un processus de « désintoxication » de nos mauvaises habitudes de penser et d'agir.

Nous ne nous rendons plus compte de nos « addictions » aux cerveaux reptilien et limbique, nous ne savons plus comment se défaire de ces mécanismes devenus stériles et inadaptés à la réalité.

Se donner du temps pour méditer sur ces mécanismes de défense et de résistance, sur ces émotions conflictuelles qui nous font souffrir, exige une certaine volonté, une détermination, de la persévérance, de l'honnêteté, du courage et de l'empathie.

Une étude révèle que les optimistes régulent mieux le stress.

« Il n'est pas étonnant de constater que ceux qui ont tendance à remarquer la floraison des roses avant leurs épines gèrent mieux le stress. Jusqu'à ce jour, la science n'avait toutefois pas réussi à établir un lien concluant entre l'optimisme et la réponse biologique au stress.

De nouvelles recherches menées par le Département de psychologie de l'Université Concordia au Canada permettent maintenant de mieux comprendre la façon dont optimistes et pessimistes gèrent respectivement le stress, en établissant non pas une comparaison entre eux, mais une comparaison avec eux-mêmes.

Les résultats révèlent effectivement que l'"hormone de stress", ou cortisol, a tendance à demeurer plus stable chez ceux qui sont dotés d'une personnalité plus positive.

*L'étude, qui a récemment fait l'objet d'une publication dans la **revue Health Psychology de l'American Psychological Association**, portait sur le suivi de 135 adultes âgés de 60 ans et plus chez qui des échantillons de salive ont été recueillis cinq fois par jour pendant six ans afin de surveiller leur taux de cortisol. Ce groupe a été choisi en raison des facteurs de stress liés à l'âge, facteurs avec lesquels les participants doivent fréquemment composer.*

Il a d'ailleurs été établi que leur taux de cortisol augmentait.

Les participants devaient déclarer le niveau de stress qu'ils ressentaient dans le cadre de leurs activités quotidiennes, et s'identifier sur un continuum à titre d'optimistes ou de pessimistes. Les niveaux de stress de chaque personne étaient ensuite comparés au taux moyen de cette même personne. La comparaison entre les niveaux de stress d'une personne et sa moyenne a permis de brosser un portrait réel de la gestion du stress puisque chacun peut s'habituer au niveau de stress courant qu'il ressent au quotidien.

Selon Joëlle Jobin, doctorante en psychologie clinique et coréalisatrice de l'étude avec Carsten Wrosch (son superviseur) et Michael Scheier de l'Université Carnegie Mellon, "certaines personnes trouvent très stressant de faire l'épicerie le samedi matin; c'est pourquoi nous avons demandé aux participants d'indiquer combien de fois par jour ils se sentaient stressés ou dépassés par les événements. Nous avons ensuite comparé les résultats à leurs moyennes personnelles, puis analysé leurs réponses en examinant les niveaux de stress sur de nombreux jours."

Elle souligne également que les pessimistes ont eu tendance à afficher un niveau de stress de référence plus élevé que les optimistes et qu'ils ont éprouvé de la difficulté à réguler leur système lors de situations particulièrement stressantes.
"Les réponses au stress des pessimistes étaient très fortes les jours où ils ressentaient un niveau de stress plus élevé que la moyenne, et ces derniers montraient de la difficulté à faire diminuer leur taux de cortisol.
À l'inverse, les optimistes semblaient protégés lors de telles situations", ajoute la chercheuse, Joëlle Jobin.

Globalement, l'étude a permis de confirmer les hypothèses des chercheurs en ce qui concerne la relation entre l'optimisme et le stress.

*Résultat étonnant toutefois, **ce sont les optimistes qui, menant généralement une vie plus stressante, sécrétaient des taux de cortisol plus élevés que prévu peu après leur réveil** (pics de cortisol après le réveil, suivi d'un abaissement de taux tout au long de la journée).*

D'après la chercheuse, le phénomène s'explique de plusieurs façons. Elle souligne que le résultat renvoie à la difficulté de déterminer si ces hormones complexes sont favorables ou défavorables à l'organisme. "Le problème part du fait qu'on désigne le cortisol sous le nom d'"hormone du stress". Or il s'agit également de l'hormone qui nous fait lever et bouger.

***Il se peut donc qu'on en sécrète davantage si on s'investit davantage dans ce qui se passe autour de nous.**"*

Source: Université Concordia
Voir lien suivant : www.l-frii.com/actus/actu_affiche.php?num=271

Système endocrinien

Le Docteur Thurin, psychiatre et psychanalyste, livre une explication sur le phénomène du stress :
« Le stress est peut-être le phénomène qui rapproche le plus le corps de l'esprit ». (Thurin, 2007, p. 1).
« Répondre aux sollicitations externes tout en maintenant une relative stabilité du milieu intérieur demande à l'organisme des ajustements permanents. Le stress est à la fois la cause et l'effet de ce processus biologique qui est au service de l'action, voire de la survie de l'individu. » (Thurin J-M & Baumann N., 2003, p. 2).

Si le stress, en tant que réaction d'adaptation, ne pose pas de problème, lorsqu'on laisse le temps à notre biologie de retrouver son état de normalité, il est en revanche sous sa forme chronique la cause initiale de nombre de nos maux et de maladies contemporaines.
Lorsque nous ne parvenons pas à trouver de solution pour réagir ou bien lorsque les agents ou les situations générant du stress se répètent trop souvent, nous dépassons alors nos capacités d'adaptation et nous nous retrouvons dans une situation pathogène. La répétition de chaque accès émotionnel (colère, peur…) déclenchera dans notre organisme la sécrétion de doses élevées d'hormones : l'adrénaline et le cortisol.

L'action des hormones du stress est une arme à double tranchant. Ce sont des alliées tant qu'elles permettent d'agir et de se défendre contre un danger imminent. Quantité de situations peuvent déclencher leur production : craindre d'arriver en retard quelque part, vivre une restructuration au travail, avoir un accident. Bref, des incidents imprévisibles, nouveaux ou menaçants. Qu'ils soient tragiques ou banals, ils ont un point commun : ils donnent le sentiment de perdre la maîtrise des événements.

Vivre des tensions de façon répétitive porte à conséquences. Adrénaline et cortisol sont alors constamment sécrétés en grande quantité dans l'organisme. Le rythme cardiaque reste élevé, de même que la pression artérielle et le taux de sucre sanguin. Pendant une réponse au stress, les cellules du corps sont insensibles à l'effet de l'insuline, qui a pour rôle de diminuer le taux de sucre sanguin. Le corps garde toute son énergie – donc le sucre – afin de se défendre. Cela explique le lien entre l'exposition chronique au stress et le développement du diabète de type 2, celui-ci étant caractérisé par une résistance à l'insuline.

Quand l'organisme est contraint de produire adrénaline et cortisol jour après jour, le corps doit renouveler constamment ses réserves d'énergie. Il en emmagasine donc, sous forme de tissus adipeux, autour de la taille. C'est une solution pratique, car le cortisol sécrété par les glandes surrénales, situées au-dessus des reins, y a ainsi facilement accès. Au besoin, il puisera dans ces graisses pour les transformer en sucre.

De plus en plus d'études scientifiques montrent qu'un déséquilibre dans la sécrétion des hormones du stress est un préliminaire aux maladies dites de civilisation, comme le diabète, l'obésité, les maladies cardiovasculaires et même la dépression.

Le stress a des effets immédiats sur le système endocrinien.

Le système endocrinien (ou hormonal) est chargé d'assurer la parfaite coordination chimique nécessaire au fonctionnement harmonieux et efficace des différents appareils qui constituent l'organisme. Il regroupe un ensemble de glandes qui régulent le métabolisme, la reproduction, la croissance et la production de substances chimiques par l'organisme.

Nos glandes endocrines sont les principaux régulateurs de notre vie depuis la naissance jusqu'à la mort.

« Endocrine » signifie « qui sécrète directement dans le flux sanguin ». Les hormones (du grec *horman,* « mettre en mouvement ») sont un moyen plus lent mais plus précis de réguler l'environnement interne.

Les glandes endocrines contrôlent les fonctions de l'organisme par l'intermédiaire de substances chimiques appelées hormones, qui sont libérées dans la circulation générale. Les hormones agissent comme des messagers chimiques qui voyagent dans tout le corps grâce à la circulation sanguine.

Les différents organes du système endocrinien sont situés dans des régions parfois très éloignées de l'organisme. L'hypophyse est dans la boîte crânienne, la thyroïde dans le cou, le thymus dans le thorax, les glandes surrénales et le pancréas dans l'abdomen, les ovaires et les testicules dans le bassin.

	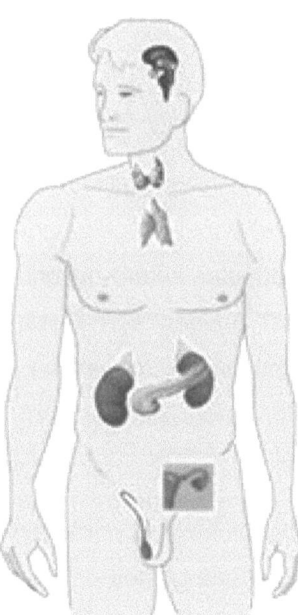	Sommet du crâne *Plexus crânien*
Glande pinéale Hypothalamus Hypophyse		Front *Plexus Choroïde*
		Gorge *Plexus Laryngé*
Thyroïde Glandes Thymus		Sternum *Plexus cardiaque*
		Diaphragme *Plexus solaire*
Glandes surrénales Pancréas		Abdomen *Plexus hypogastrique*
Ovaires Testicules		Bassin/sacrum *Plexus pelvien ou sacré*

La **Glande pinéale ou épiphyse**, est une petite structure en forme de cône à l'intérieur du cerveau, dont la fonction est de sécréter l'hormone mélatonine. La fonction exacte de la glande pinéale, ou épiphyse cérébrale, qui est située dans le mésencéphale, est encore mal connue. Cette glande est située au cœur du cerveau, entre le cerveau, le tronc cérébral et le système limbique. De la taille d'une groseille, elle régulerait par sa sécrétion de mélatonine notre rythme diurne et nocturne ; elle empêche aussi le développement de nos caractères sexuels primaires avant la puberté.

L'**Hypothalamus** est une zone située au centre du cerveau, il se trouve au-dessus de l'hypophyse, avec laquelle il est relié par une tige, la tige pituitaire. Il assure un double rôle de contrôle des sécrétions hormonales de la glande hypophyse (considérée comme le "chef d'orchestre" des autres glandes de l'organisme) et de régulation de l'homéostasie (maintien des paramètres biologiques de l'organisme). Il intervient également dans le comportement sexuel et les émotions. Il fait partie d'un système appelé le système limbique (impliqué dans les émotions).

L'**Hypophyse**, glande de petite taille située à la base du cerveau, dans une chambre osseuse à sa taille appelée la selle turcique. Cette glande comprend une partie postérieure (arrière) appelée également postéro-hypophyse et une partie antérieure (en avant) appelée entéro-hypophyse.
La glande hypophysaire est appendue à l'hypothalamus, situé juste au-dessus d'elle, par la tige pituitaire. Son action se fait par l'intermédiaire d'autres hormones, les stimulines, qui régulent l'ensemble des glandes endocrines de l'organisme.

La **Thyroïde** est une glande située à la partie antérieure du cou, devant la trachée, contre le larynx. C'est une glande unique, composée de deux lobes latéraux et d'un isthme qui les relie. Elle sécrète des hormones grâce à l'iode qu'elle se procure dans le sang : la tri-iodotyrosine (T3), la thyroxine (T4), la thyroglobuline (Tg) qui est une forme de stockage de l'iode, et la thyrocalcitonine (ou calcitonine). Le taux d'hormones thyroïdiennes iodées dans le sang est sous le contrôle d'une hormone hypophysaire : la TSH (Thyro-Stimulating Hormone), elle-même freinée par le taux de T4, et stimulée par une hormone hypothalamique : la TRH (Thyro-Releasing-Hormone). Les hormones T3 et T4 stimulent les métabolismes lipidique, glucidique et protidique, ainsi que la croissance. Un manque d'hormones thyroïdiennes à l'âge adulte peut être à l'origine de léthargie, frilosité et dépression, tandis qu'un excès peut provoquer de l'hyperactivité et une température corporelle plus élevée.

Les **Glandes parathyroïdes** sont de petites formations glandulaires, généralement au nombre de quatre, situées à l'arrière de la glande thyroïde. Ces glandes produisent la parathormone, une substance hormonale régulant le taux de calcium et de phosphore dans le sang et les os. La parathormone tend à accroître la concentration de calcium dans le sang en stimulant la résorption osseuse. Cette hormone a l'effet inverse de la calcitonine (thyrocalcitonine) sécrétée par la glande thyroïde.
Elles contrôlent la quantité de calcium absorbée par l'intestin grêle au moment du passage des aliments dans l'intestin grêle, par les reins, et en cas d'un apport insuffisant en calcium, la quantité qui peut être puisée dans les os.
Le calcium joue un rôle important dans de nombreux processus métaboliques, un excès de calcium (hypercalcémie) ou une carence en calcium (tétanie) peut compromettre le fonctionnement normal des muscles et des nerfs. La parathormone contribue à maintenir l'homéostasie du calcium sanguin. Les cellules de l'organisme sont extrêmement sensibles aux variations de la quantité de calcium dans le sang.

Le **Thymus**, glande située devant la trachée chez l'enfant (elle décroît à partir de l'âge de 2 ans) et jouant un rôle important dans la lutte contre les infections (elle fournit le corps en globules blancs jusqu'à la puberté). Le thymus est une glande qui modifie l'activité des lymphocytes de la rate et des ganglions lymphatiques. Le thymus produit une hormone qui stimule la production d'anticorps dans le tissu lymphoïde. La lymphe transporte les globules blancs jusqu'à cet organe, où ils se multiplient et se transforment en cellules particulières de lutte contre l'infection. Après la puberté, le thymus commence à régresser. Son rôle au cours des premières années de la vie n'est pas totalement élucidé, mais il semblerait qu'il soit important pour le développement de l'immunité.

Les **Glandes surrénales** sont des glandes endocrines situées au pôle supérieur de chacun des deux reins. Il existe donc dans l'organisme 2 glandes surrénales. La dissection anatomique d'une glande surrénale montre qu'elle est formée de deux parties: la cortico-surrénale (zone corticale : externe) et la médullosurrénale (région médullaire : interne).

Le **Pancréas (Ilots de Langerhans) :** chez l'homme, le pancréas est un organe situé profondément dans l'abdomen, derrière l'estomac, devant et au dessus des reins. Il est formé d'une tête enchâssée dans le duodénum (partie du tube digestif qui fait suite à l'estomac et qui a une forme d'anneau), d'un corps et d'une queue.

Ces glandes forment des grappes dans le pancréas et sécrètent le glucagon et l'insuline, régulant ainsi le taux de sucre dans le sang. Si le taux de sucre baisse, le glucagon libérera les stocks de sucre du foie.

L'insuline est une hormone majeure sécrétée par la partie endocrine du pancréas. Elle est indispensable pour réguler la glycémie après les repas et permettre l'utilisation du glucose par les cellules.

Les **Ovaires**, en forme de deux grosses amandes, gèrent à eux seuls, ou presque, toute la fonction reproductrice de la femme, et une bonne partie de sa vie hormonale.

Nourris par des petits vaisseaux sanguins situés en leur centre, les ovaires produisent : des gamètes (ovocytes qui se transforment en ovules après la fécondation) et des hormones, telles la progestérone et les œstrogènes (hormones sexuelles féminines).

Les **Testicules**, siège de la production de spermatozoïdes. sécrètent des hormones sexuelles (testostérone essentiellement).

Les hormones (du grec *horman*, « mettre en mouvement ») sont un moyen plus lent mais plus précis de réguler l'environnement interne.

L'influence de nos glandes est la base de notre vie émotionnelle, comme on peut le voir pendant les périodes de changements hormonaux comme la puberté ou la ménopause ; nos émotions seraient le résultat d'une interaction entre nos systèmes endocrinien, nerveux et immunitaire.

Les hormones réagissent au stress, aident le corps à combattre les infections et sont essentielles au mécanisme de reproduction. Un système endocrinien défectueux est à l'origine de pathologies trahissant un déséquilibre fonctionnel, notamment le diabète, l'hyperthyroïdie, l'hypothyroïdie et la stérilité, autant de maux ayant pour origine un manque ou un excès d'hormones.

Un stress prolongé déséquilibre le système hormonal et celui-ci ne peut maintenir notre équilibre biochimique.

Hormones du stress

Une hormone est une substance chimique sécrétée par une glande endocrine agissant à distance en réponse à une stimulation, et capable d'agir à très faible dose. Elle est diffusée par voie sanguine dans l'ensemble de l'organisme. Elle transmet un message sous forme chimique et joue donc un rôle de messager dans l'organisme.

L'**adrénaline**, également appelée épinéphrine est une hormone sécrétée à la fois par le système nerveux central où elle agit en temps que neurotransmetteur, mais également par les glandes surrénales essentiellement en cas de stress. L'adrénaline entraine une série de réponses physiologiques immédiates. Elle appartient à la classe des catécholamines.

La catécholamine est produite en cas de grand stress ou au cours d'une activité physique. Elle entraîne une accélération du rythme cardiaque, de la pression artérielle et du glucose présent dans le sang. La catécholamine est expulsée du corps par les urines.

Le **cortisol** est la principale hormone glucocorticoïde secrétée par la glande corticosurrénale intervenant dans la gestion du stress par l'organisme (ex : réaction et adaptation de l'organisme face à un danger). Elle permet la régulation des glucides, des lipides, des protides, des ions et de l'eau pour limiter une éventuelle variation de l'équilibre physiologique de l'organisme.

Elle permet de maintenir le taux de glucose dans le sang pour nourrir les muscles, le cœur, le cerveau, dans une situation de stress prolongée. La glande corticosurrénale a pour rôle de gérer les situations de stress.

Le cortisol, substance que nous sécrétons pour pouvoir endurer une situation stressante, est à son apogée dans la phase de résistance au stress chronique.

Le cortisol est une hormone du stress, directement impliqué dans l'évolution de la maladie. Or sa sécrétion élevée n'est pas sans inconvénients : en effet, elle entraîne une baisse de l'immunité car le cortisol en excès attaque le thymus. Elle est aussi responsable de la destruction de certains neurones qui sécrètent l'hormone de la bonne humeur (sérotonine), ce qui peut générer de l'anxiété, des troubles de mémoire ou de l'insomnie.

Au lieu d'être sécrété de façon rythmique, avec une pointe au petit matin, pour préparer la journée, le cortisol est sécrété « à jet continu ».

Cette sécrétion permanente de cortisol entraîne à la longue des troubles divers : troubles digestifs, troubles du sommeil, troubles hormonaux, douleurs articulaires, musculaires....

De plus, le cortisol a pour fonction de préparer le corps à une éventuelle blessure physique. Pour ce faire, il stimule la réaction inflammatoire nécessaire à la réparation des tissus. Or l'inflammation chronique est impliquée dans grand nombre de nos maladies.

Nombre de nos maux sont induits, entretenus ou générés par l'inflammation chronique (les maladies rhumatismales, les maladies inflammatoires de l'intestin, les maladies de la peau, etc.).

En phase de stress, le cortisol augmente et entraîne avec lui une élévation du niveau de glucose dans le sang. En cas de stress chronique, le cortisol reste élevé, il ne baisse plus, ce qui est tout à fait délétère pour l'organisme.

Le stress n'est pas mauvais en soi, le nier ou l'éviter n'est pas recommandé, mais il faut être capable de le moduler.

En principe, le cortisol est élevé le matin et doit baisser au cours de la journée. Le cortisol est fait pour fluctuer, c'est une hormone adaptative qui nous permet de faire face aux difficultés de la vie, cependant son usage chronique provoque des conséquences néfastes sur la santé.

Depuis 40 ans, le Professeur David Spiegel se consacre à la recherche en psycho-neuroendocrinologie. Professeur à l'École de Médecine et directeur associé en psychiatrie et en sciences du comportement à la Stanford University School of Medicine, il a collaboré à l'inclusion de l'état de stress aigu, comme nouveau diagnostic psychiatrique. Il a écrit plusieurs livres et publié plus de 500 articles scientifiques. Il a fait d'importantes recherches sur les effets du soutien psychosocial sur la santé. Le Professeur Spiegel s'intéresse particulièrement aux interrelations entre l'environnement social, l'esprit, le cerveau et le corps afin de comprendre comment le stress et le soutien psychologique peuvent affecter la santé.

Il a pu établir des liens entre la maladie et le stress, et a mis en évidence, dans de nombreuses études, le déclenchement par le stress d'une cascade de réactions sur d'autres systèmes du corps : hormonal, nerveux, métabolique, immunitaire... Il a notamment étudié les types et niveaux de stress auxquels sont confrontés les patients atteints de cancer.

Le Professeur Spiegel a découvert que les femmes présentant un cancer du sein en même temps qu'un niveau de stress élevé en journée vivaient moins longtemps que celles ayant des taux de cortisol normaux. Il a également découvert que, dans la dépression, on trouve un taux de cortisol élevé tout le temps, et qu'une dépression de plus d'un an augmente le risque de mortalité. A contrario, dans un état de stress post-traumatique, le cortisol reste bas toute la journée, ce qui est également délétère.

Le stress diminue nos télomères.

La biologiste Australo-américaine Elizabeth Blackburn, prix Nobel de médecine 2009, et Elissa Epel, psychiatre à l'Université de Californie, ont constaté que le stress a un impact direct sur la diminution des télomères (courtes séquences d'ADN qui prolongent les chromosomes et leur assurent une protection contre les effets du temps et de l'environnement.

Leur raccourcissement est un phénomène naturel qui témoigne de notre vieillissement au niveau cellulaire). Le taux élevé de cortisol réduit l'activité de la télomérase, la molécule chargée de l'entretien des télomères. Cette enzyme naturellement présente dans l'organisme, a pour rôle de réparer les télomères à l'extrémité de nos chromosomes, dont le raccourcissement entraîne le vieillissement de nos cellules.

En effet, au cœur des cellules, l'ADN est condensé sous forme de chromosomes, à l'extrémité desquels se trouvent des «capuchons» appelés télomères qui les protègent de l'érosion au fil des divisions cellulaires. Cependant, ils raccourcissent progressivement au fur et à mesure que la cellule vieillit.

Fixés aux extrémités de chaque chromosome, les télomères raccourcissent progressivement au fil de l'âge. Mais un stress chronique peut les réduire de manière anormale, jusqu'à accélérer le vieillissement cellulaire de plusieurs années.

Lorsque le niveau de stress diminue la longueur des télomères augmente.

Le stress attaque nos gènes.

Le stress chronique inscrit sa marque également sur nos gènes, modifiant de façon ciblée et durable certains de nos comportements. Ces modifications épigénétiques sont comme de petites «étiquettes» qui indiquent à la machinerie cellulaire quels gènes elle doit utiliser ou, au contraire, ignorer. Or, les biologistes constatent que stress et traumatismes psychiques entraînent des erreurs d'étiquetage épigénétique dans la zone cérébrale qui gère les émotions, l'hippocampe…

Une équipe menée par Michael Meaney, à l'Université McGill (Canada), l'a montré en 2004 en comparant le cerveau de bébés rats cajolés par leur mère à ceux de ratons délaissés.

Le délaissement induit des modifications épigénétiques qui bloquent le gène utilisé pour produire le récepteur aux corticoïdes dans l'hippocampe. Or, ce récepteur contrôle la réponse au stress en réduisant le taux de cortisol, l'hormone libérée en cas de stress. En clair, les rats délaissés possèdent moins de récepteurs au cortisol, et sont alors moins armés pour faire face au stress. Perpétuellement angoissés, ils souffrent de troubles de la mémoire et d'un comportement dépressif. Même à l'âge adulte, le moindre dérangement prend chez eux des proportions alarmantes…

En 2008, des chercheurs canadiens du Centre de l'addiction et de la santé mentale, à Toronto, ont comparé le cerveau de personnes atteintes de schizophrénie ou de troubles bipolaires à celui de témoins. Chez les premières, 40 gènes présentaient une méthylation anormale. Or, ces gènes s'avèrent pour la plupart impliqués dans le développement cérébral ou la transmission des messages entre les neurones.

Certes, les scientifiques sont encore loin de pouvoir faire la part du biologique dans les maladies psychiatriques. Mais certaines données sont troublantes : c'est parfois en remontant très loin dans l'histoire d'un individu, avant sa naissance, que l'on trouve la «source» de la maladie. Ainsi, en 2008 également, une étude danoise menée sur 1,38 million de femmes a montré que le fait d'être confronté à la maladie ou au décès d'un proche juste avant ou pendant la grossesse augmente de 67 % le risque de schizophrénie chez l'enfant à naître.

En outre, lorsqu'une femme est dépressive ou anxieuse pendant sa grossesse, le bébé a tendance à présenter un marquage épigénétique anormal sur le gène du récepteur aux corticoïdes. Avec pour conséquence un nourrisson au taux de cortisol élevé, très sensible au stress.

«Je pense que la plupart des maladies chroniques comme l'asthme, le cancer, le diabète, l'obésité et des maladies neurologiques (autisme, troubles bipolaires, schizophrénie) résultent en partie d'une mauvaise régulation épigénétique lors des premiers stades de développement», estime Randy Jirtle, directeur du laboratoire d'épigénétique à la Duke University, aux Etats-Unis.

Si le marquage épigénétique est dynamique, serait-il réversible ?

Existe-t-il un moyen pour corriger le marquage épigénétique chez les personnes à risque ?

En 2008, des travaux menés au Massachusetts General Hospital ont montré que huit semaines de relaxation suffisaient à modifier l'expression de plusieurs centaines de gènes, selon un profil totalement opposé à celui induit par le stress.

La méditation et la relaxation peuvent réguler le stress et donc jouer un rôle significatif dans le marquage épigénétique.

En effet, nous savons avec certitude à présent que nos expériences, nos émotions, nos actions façonnent l'expression de nos gènes en permanence. Avec la certitude que rien n'est irrémédiable.

« *Comme l'esprit a si grand empire sur le corps, et que c'est de lui bien souvent que procèdent les maladies, ma coutume est de guérir les esprits avant de venir au corps* ».

(Clitandre, L'Amour médecin, acte III, scène 6, Molière).

DEUXIEME PARTIE

Système nerveux et système réflexologique

La réflexologie utilise en priorité les voies nerveuses. Elle est liée aux réflexes et aux stimuli nerveux. En effet nous ne pouvons pas parler de la réflexologie sans faire appel au fonctionnement du système nerveux. Celui-ci est un support primordial pour la pratique du réflexologue. Il est avéré que *"des courants électriques"* traversent le corps via le système nerveux, lui-même relié à tous les organes et tissus du corps. Il existe une relation directe entre un stimulus et une réaction. Le toucher est un stimulus. Dès que nous posons les mains sur le corps, des milliers de récepteurs s'animent pour recueillir l'information sensorielle et en fonction des « stimuli », différents récepteurs sensitifs seront excités.

Les récepteurs du toucher, qui sont en fait des terminaisons nerveuses, se trouvent dans la peau. La peau et le système nerveux ont la même origine embryonnaire donc les informations iront très rapidement informer le cerveau. L'information concernant le toucher va « voyager » depuis les terminaisons nerveuses jusqu'au cerveau où elle est analysée et décryptée, comme agréable ou désagréable, par les aires de la sensibilité correspondante. Puis le cerveau renvoie une impulsion de réponse aux cellules leur permettant de s'adapter aux conditions extérieures *(par exemple : se détendre ou se contracter)*.

La peau sécrète également des **endorphines**. C'est par leur intermédiaire que le toucher peut nous apporter un sentiment de bien-être, un effet apaisant, euphorisant ou régénérant. Les endorphines sont libérées par le cerveau (l'hypophyse) pendant et après le soin en réflexologie.

Une fois libérées dans le sang, elles se dispersent dans l'ensemble de l'organisme et produisent leur effet bénéfique : lutte contre la douleur, la fatigue, l'angoisse, l'anxiété, la dépression…

Le toucher réflexologique (pression cadencée, répétitive, rythmée…) déclenchera une animation (un courant de flux réflexologiques) qui va être perçue par le système nerveux central et périphérique, responsable de l'envoi, de la réception et du traitement des influx nerveux.
Tous les muscles et les organes du corps dépendent de ces influx nerveux pour fonctionner. Grâce aux réseaux des terminaisons nerveuses et des voies neuro-réflexes, la réflexologie utilise la relation qui existe entre les organes, les glandes et les zones réflexes situés aux niveaux des pieds, des mains ou du visage.

La réflexologie se base sur le fait que les nerfs et les organes du corps sont reliés à des points spécifiques (appelés également points ou zones réflexes) situés aux extrémités des pieds, des mains et du visage. Pour établir le lien « neuro-réflexologique », le réflexologue utilise différents éléments du système « réflexologique » et du système nerveux.

Le réflexologue peut faire appel à une **cartographie « réflexologique »** : support visuel de la projection miniature du corps humain sur les pieds, les mains et/ou le visage (planches ou dessins des points ou zones réflexes en correspondance organique à distance).
Le réflexologue va utiliser **différentes techniques réflexes** de relaxation et de stimulation plantaire, palmaire, faciale et crânienne (*technique réflexe périostée, technique réflexe du tissu conjonctif, technique réflexe dermalgie viscéro-cutanée, technique pression sur les plexus neuro-réflexes, technique de stimulation Points Knap et points crâniométriques…*).

Le réflexologue adoptera **une posture** spécifique pour effectuer le soin.

La « *posture réflexologique* » entraîne une animation des « flux réflexologiques » et stimule le système « réflexologique » du praticien.

Le mouvement corporel du réflexologue soutenu par des **pressions rythmées, justes, répétitives et cadencées**, influence l'animation des influx nerveux et apaise le système neuro-hormonal du praticien et de la personne qui reçoit le soin.

Ces flux réflexologiques, soutenus par un programme d'action (inhiber ou tonifier) vont cheminer par les voies neuro-réflexologiques vers les organes et les glandes correspondantes afin d'activer le pouls réflexologique - *Potentiel vital fonctionnel des organes et des glandes.*

Le réflexologue développe une **« gymnastique réflexologique »**, c'est-à-dire qu'il doit comprendre et faire le lien entre les différents systèmes organiques, tisser les connexions réflexes, discerner également les différentes sources éventuelles qui suscitent des troubles neuro-végétatifs, afin d'ajuster et de proposer le protocole de relaxation et de stimulation le plus adapté à la personne.

Il est fondamental, quelque soit la technique manuelle utilisée, que le réflexologue sache ce qu'il touche pour comprendre le bon fonctionnement du corps humain. L'étude et la connaissance des principaux systèmes organiques sont indispensables à la pratique et à l'acquisition d'une meilleure compréhension physique et physiologique du métabolisme.

Topographie corticale et cartographies réflexologiques

Dans l'exercice de son travail, le réflexologue utilise des planches ou des cartes réflexologiques comme support afin de mieux repérer et localiser les points ou les zones réflexes. Il existe plusieurs « cartographies réflexologiques » établissant une correspondance entre les points et les zones réflexes des pieds, des mains ou du visage avec les organes du corps. Ces planches ou dessins de points ou zones réflexes reflètent avec précision l'organisation anatomique du corps, projetée sur les extrémités du corps (pieds, mains et visage).

Les points réflexes ne se retrouvent pas exactement aux mêmes endroits sur les différentes chartes de réflexologie. Cela s'expliquerait par deux facteurs. D'abord, puisque l'approche continue d'évoluer, l'identification de l'emplacement des points peut varier légèrement en fonction des recherches et de la pratique. Ensuite, les points sur les chartes seraient indicatifs. Leur emplacement exact pourrait différer un peu, selon la morphologie des individus.

La plupart de ces cartographies réflexologiques (issues de la réflexologie moderne ou occidentale) a été conçue sur la base de la « *Théorie des zones* » du Dr William Fitzgerald (1872-1942), médecin américain qui décrit en détail les dix zones longitudinales égales qu'il a déterminées sur le corps ; cinq de chaque côté de la ligne médiane. Chacune de ces zones part du milieu d'un des orteils, traverse le corps jusqu'au haut de la tête, puis longe les bras pour se terminer dans les doigts de la main.

Chaque organe ou partie du corps est représenté dans les pieds, les mains et le visage. Les nerfs transmettent des messages venant de toutes les parties du corps au cerveau sous forme de signaux électriques.

Les signaux du cerveau sont relayés le long de la moelle épinière *via* les nerfs jusqu'aux différentes parties du corps, puis l'information revient au cerveau.

« *Théorie Zonale* » du Dr W.Fitzgerald   **Réseaux du système nerveux**

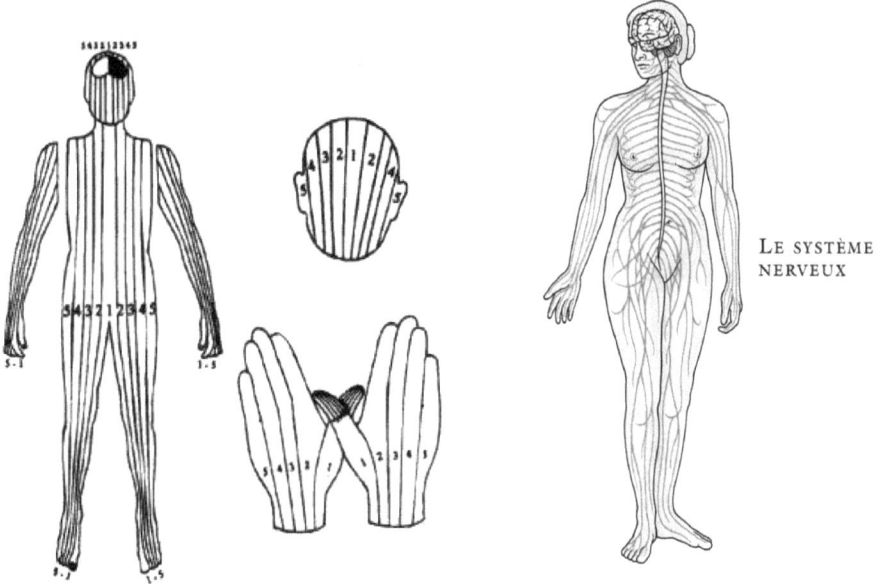

LE SYSTÈME
NERVEUX

Au travers de ces images, nous voyons bien le lien étroit entre la « cartographie zonale » du Dr Fitzgerald et le système nerveux. La réflexologie dite « moderne ou occidentale » a d'ailleurs été développée au début du XXe siècle par des médecins américains et européens ayant analysé le rôle des réflexes dans le système nerveux.

Il existe une autre cartographie intéressante pour le travail du réflexologue, la **« *topographie corticale* » où chaque segment de l'aire motrice et de l'aire sensorielle du cortex cérébral est associé à une partie du corps**.
L'influx nerveux parvient aux aires du cerveau, appelées **aires de Brodmann**.

Il existe au niveau des replis sinueux du cortex cérébral, sur le gyrus (circonvolution cérébrale), une topographie correspondant à notre corps, sous une forme distordue. On parle alors de somatotopie sensitive comparable à celle de **l'homonculus de Wilder Penfield.**

Le canadien Wilder Penfield, neurochirurgien, et son collaborateur Rasmussen ont réalisé une cartographie corticale exacte grâce aux stimulations électriques directes du cortex chez des malades conscients. Quand un courant est appliqué sur une zone corticale, il engendre une réponse qui sera classée sensorielle ou motrice.

Voir l'homonculus de Penfield (1957).

http://afppe.poitou.online.fr/Site%20A.F.R.H.A/anat-homonculus.htm.

Une surface de cortex correspond à une surface du corps, mais la représentation d'une partie du corps est d'autant plus étendue sur le cortex que la sensibilité est fine, complexe, riche dans la zone corporelle considérée : par exemple, la représentation (imagée) des pieds est plus grande que celle des jambes.

Ainsi, la majeure partie du corps peut être projetée sur le cortex, donnant les deux homonculus déformés. Ces distorsions sont dues au fait que certaines régions du corps sont plus innervées que d'autres, car elles nécessitent une plus grande précision de commande. Chez l'homme, les régions sensorielles ou motrices consacrées à la face ou aux mains sont très étendues, alors que le dos, est, pour sa part, peu représenté.

Hypothèse présentée par Elisabeth Breton :

Nous pouvons supposer que la topographie corticale peut avoir un lien « direct » avec la cartographie des points et des zones réflexes plantaire, palmaire, faciale et crânienne. Les flux réflexologiques produits par les pressions de stimulation, deviennent des messages « neuro-réflexologiques » qui vont en quelque sorte cheminer tout d'abord, vers le cerveau via le réseau du système nerveux périphérique et central, puis vers les organes et les glandes via le réseau du système neurovégétatif.

Les informations feront relais au thalamus (du grec « *chambre à coucher »*, passage obligé de tous les messages captés par les sens) avant d'aller dans une aire de projection du cerveau et apporter une information consciente.

Situé en position intermédiaire entre cortex et tronc cérébral, le thalamus a principalement une fonction de relais et d'intégration des afférences sensitives et sensorielles ainsi que des afférences motrices. Il possède également une fonction de régulation de la conscience, de la vigilance et du sommeil.

Le thalamus relaie les entrées sensitives en provenance du corps et les envoie au cortex somato-sensoriel où naissent les sensations. Le thalamus envoie des impulsions électriques d'une fréquence comprise entre 8 et 12 hertz, appelées **onde alpha**, qui modulent les sensations. Les ondes alpha, ces impulsions électriques gérées par le thalamus, filtrent les sensations corporelles.

Le rythme alpha se manifeste lorsque la personne éveillée ferme les yeux et se détend, ce qui est souvent le cas lors des soins en réflexologie.

Malheureusement, à ce jour, nous ne nous sommes pas en mesure de prouver « scientifiquement » si l'activité par la stimulation réflexologique peut agir de manière positive sur la santé, comme l'ont prouvé les neurosciences pour l'exercice de la méditation.

Note :

Les activités électriques cérébrales rythmiques sont classées selon leur fréquence :

Alpha *: fréquences comprises entre 8,5 et 12 Hz. Elles caractérisent un état de conscience apaisé, et sont principalement émises lorsque le sujet a les yeux fermés ;*

Beta *: correspond aux fréquences supérieures à 12 Hz (et généralement inférieures à 45 Hz). Elles apparaissent en période d'activité intense, de concentration ou d'anxiété;*

*Les fréquences supérieures à 24 Hz, généralement d'environ 40 Hz sont parfois dénommées **Gamma**. Elles ont été récemment impliquées dans les processus de liage perceptif ;*

Delta *: fréquences jusqu'à 4 Hz, normales chez le très jeune enfant, elles peuvent ensuite caractériser certaines lésions cérébrales ;*

Thêta *: fréquences entre 4,5 et 8 Hz. On les observe principalement chez l'enfant, l'adolescent et le jeune adulte. Elles caractérisent également certains états de somnolence ou d'hypnose.*

Les flux réflexologiques vont laisser une empreinte dans le cortex cérébral, en modulant la topographie corticale étroitement liée avec le schéma corporel et l'image de soi. Chaque organe se projette sur le cortex somato-sensoriel. En stimulant les zones réflexes plantaire, palmaire, faciale ou crânienne, les flux « réflexologiques » vont cheminer long des fibres nerveuses jusqu'à la correspondance organique « projetée » sur la topographie corticale (les homonculus de Penfield).

D'un côté nous avons donc la cartographie réflexologique qui reflète le corps humain en miniature, projetée sur les pieds, les mains ou le visage ; et de l'autre côté une topographie corticale qui reflète le corps humain « déformé » en fonction des perceptions sensitives ou motrices.

Cela peut expliquer les perceptions qu'une personne, lors d'une séance réflexologique, ressent de son corps ou d'une partie de son corps. Pendant toute la séance, la personne recevra des informations et percevra son **schéma corporel** au travers de cette topographie corticale étroitement liée avec la cartographie réflexologique.

Il s'est avéré qu'à l'arrivée d'un signal annonçant un plaisir ou une sensation de bien-être (donc après un traitement sensoriel par le cortex), l'activité d'une région particulière du mésencéphale, **l'aire tegmentale ventrale (ATV),** se trouve augmentée.

Ce sont les neurones de cette région qui synthétisent la **dopamine** (favorisant l'envie et le désir) que leurs axones dirigent ensuite dans **le noyau accumbens**. Ce dernier constitue avec l'aire tegmentale ventrale le maillon central **du circuit de la récompense**.

Lorsque l'information est analysée et interprétée dans les sphères cérébrales, elle continue à être véhiculée aux travers des réseaux du système nerveux (voies réflexes tissulaires et voies réflexes vasculaires).

Suite à ces pressions réflexologiques, la personne peut ressentir **une détente vasculaire** (par exemple une sensation de chaleur) ou **une détente tissulaire** (par exemple une impression de s'enfoncer sur la table de soin) ou bien sentir ces deux formes de détente simultanément.

Plexus neuro-réflexes

La réflexologie a une action réflexe sur les voies du système nerveux central, périphérique, et également sur les **arcs réflexes viscéraux du système nerveux végétatif.**

Un arc réflexe viscéral est un circuit de fibres nerveuses qui apporte à la moelle les informations depuis les viscères puis repart chargé d'ordres issus de la même moelle épinière, sans intervention du cerveau et de la volonté consciente.

Le système neurovégétatif ou système nerveux « involontaire » possède des prolongements périphériques distribués à tous les organes et tissus internes du corps. Ils innervent les viscères et les organes tels que le cœur, le tube digestif, les vaisseaux etc., les muscles et les glandes endocrines.

Le système nerveux autonome est opérant en coordonnant toutes les modifications adaptatives conjointement avec le système nerveux central.

L'organe d'intégration le plus élevé du système autonome est l'hypothalamus. A travers ses connexions avec l'hypophyse, il régule aussi les glandes endocrines et coordonne donc les systèmes végétatif et endocrinien.

Le système nerveux autonome ou végétatif est composé de 3 niveaux :
1. des **centres nerveux** (situés au sein du SNC : système nerveux central)
2. des **ganglions périphériques** (répartis en trois étages, voir ci-dessous)
3. des **fibres** qui relient ces niveaux entre eux et les viscères.

Les trois étages des ganglions périphériques sont :
1. Les ganglions para-vertébraux
2. Les ganglions ou plexus pré-viscéraux
3. Les ganglions viscéraux

Le premier étage ganglionnaire comprend la **chaîne sympathique para-vertébrale**. Cette chaîne se situe latéralement à la colonne vertébrale et s'étend de la fin du segment cervical au segment coccygien.

Située sur les flancs de la colonne vertébrale, elle est formée d'une série de ganglions étagés et connectés entre eux (sympathique cervical, thoracique, lombaire et sacré). C'est le lieu de transit obligé des fibres sympathiques vers les viscères et les glandes de la tête et du cou, du thorax, de l'abdomen et du pelvis, ainsi que des fibres sympathiques vers les régions somatiques périphériques.

Un second étage ganglionnaire est constitué des **ganglions ou plexus pré-viscéraux.** Ils sont moins nombreux que les ganglions para-vertébraux. Ce sont davantage des plexus ganglionnés que des ganglions (plexus carotidiens, pharyngiens, plexus cardiaque, pulmonaire, plexus solaire, lombo-aortique). Les ganglions pré-viscéraux sont situés près des viscères. Leur rôle est de rassembler les fibres nerveuses sympathiques et para-sympathiques pour les distribuer conjointement aux viscères de proximité : par exemple, les ganglions coeliaques (anciennement plexus solaire) distribuent leurs fibres aux viscères de l'abdomen supérieur : foie, estomac, rate.

Un troisième étage ganglionnaire comprend les **ganglions viscéraux** ou terminaux situés à la surface ou dans l'épaisseur de l'organe cible.

Chaque viscère est en rapport avec les ganglions de la chaîne (ortho)sympathique.

Les plexus

Le système nerveux autonome règle les fonctions corporelles et l'activité des organes spécifiques. La partie périphérique du système nerveux sympathique est caractérisée par la présence de nombreux plexus.

Tout ce qui touche le système sensoriel et moteur est en relation avec le thalamus au travers du bulbe et de la moelle épinière.

Tout ce qui touche la grande commande neurohormonale passe par le système sympathique au travers de ses relais secondaires que sont les plexus et la chaîne latéro-vertébrale, venant de l'hypophyse antérieure qui reçoit les fibres du thalamus via l'hypothalamus.

La surveillance et la modulation de cette organisation est assurée par le système parasympathique et ses ganglions.

Les plexus : des regroupements ganglionnaires.

Le mot plexus est emprunté à la langue latine, et en anatomie il désigne un entrecroisement multiple de plusieurs branches nerveuses ou sanguines qui s'envoient réciproquement des ramuscules. Ce sont des amas de nerfs ou de vaisseaux entrelacés.

Les plexus peuvent donc être nerveux, artério-veineux et lymphatique.

Il existe des plexus principaux et des plexus secondaires.

Les plexus nerveux offrent l'apparence de mailles de formes et de dimensions variables, suivant le nombre de filets entrecroisés ou bien la disposition de la zone où ils sont placés.

Les principaux plexus nerveux sont :

- **Le plexus choroïde**, dans les ventricules latéraux du cerveau.
- **Le plexus cervical**, sur les côtés du cou.
- **Le plexus brachial**, situé entre le cou et la tête de l'humérus, il donne les nerfs du bras.

- **Le plexus cardiaque**, derrière la crosse de l'aorte, c'est l'entrelacement des nerfs cardiaques.
- **Le plexus pulmonaire**, situés l'un au devant, l'autre en arrière des bronches.
- **Le plexus solaire**, sur le rachis, dans la région épigastrique.
- **Le plexus lombaire**, à la partie inférieure des lombes.
- **Le plexus sacré**, au devant et au-dessous de la symphyse sacro-iliaque.

<u>Les plexus sanguins</u> : arrivé à ses dernières limites, le système artériel ne se présente plus que sous la forme de plexus aux mailles inégales et serrées. Les artérioles qui les composent se continuent avec les premières veinules, sans qu'on puisse établir les points précis de leur partage.

On conçoit que le système veineux se comporte de la même manière à ses extrémités. Mais il existe d'autres plexus veineux qui résultent des entrecroisements, des anastomoses de branche à branche, comme on le remarque sur les faces dorsales de la main et du pied. Ils ont pour but de faciliter la circulation du sang dans les parties exposées à la compression.

Les branches efférentes

Elles accompagnent toutes les branches de l'aorte abdominale et apportent le contingent sympathique et vagal à tous les viscères abdominaux, sous forme de **plexus secondaires :**

- **Le plexus cœliaque (anciennement plexus solaire)** *:* se divise en 3 sous plexus :
  - *Le plexus gastrique*, destiné à l'estomac.
  - *Le plexus hépatique*, destiné au foie et à la vésicule biliaire.
  - *Le plexus splénique*, destiné au duodénum, pancréas, la rate.

- **Le plexus surrénal :** vient de la région de l'artère cœliaque et du ganglion semi-lunaire et converge vers la glande surrénalienne et la partie supérieure de l'uretère.

- **Les plexus rénaux :** ont une disposition péri artérielle, s'anastomosent avec le plexus mésentérique inférieur.

- **Le plexus mésentérique supérieur :** destiné au pancréas gauche, les anses grêles et le colon droit.

- **Le plexus mésentérique inter-mésentérique :** correspond aux filets qui descendent en avant et sur les côtés de l'aorte dans l'intervalle compris entre les artères mésentériques. Il accompagne l'artère et se distribue au côlon gauche et au rectum.

- **Les plexus spermatiques ou utéro-ovariens :** satellites des artères homonymes, se détachent de la partie inférieure du plexus solaire. Il est destiné aux testicules (homme), et aux annexes (femme).

La chaîne sympathique droite et ses raccordements avec les plexus thoraciques, abdominaux, et pelviens (Schwalbe).

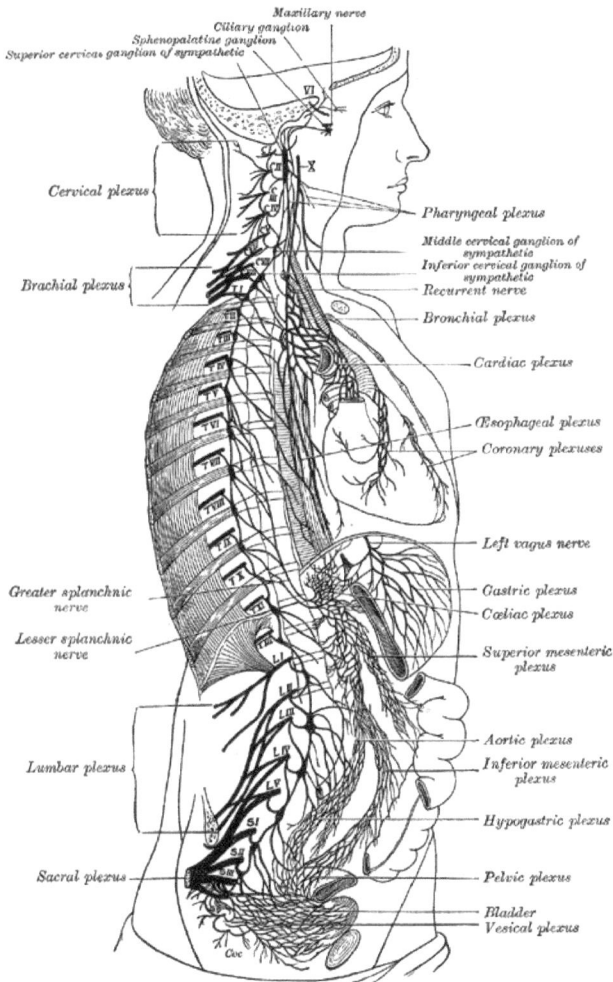

Tout ce qui touche la grande commande neurohormonale passe par le système sympathique au travers des **relais secondaires** que sont les plexus et la chaîne latéro-vertébrale.

Ces plexus peuvent être **le siège d'une accumulation** de tension interne (physique ou psychique) donnant des sensations ciblées de mal-être.

Chaîne des plexus plantaires

L`AXE DU STRESS VIA LES PLEXUS

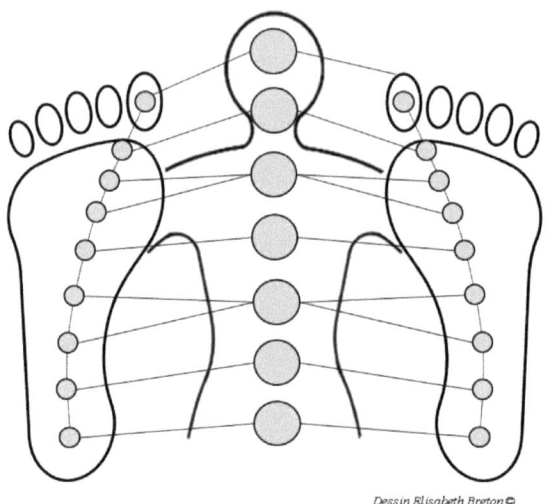

Plexus crânien et choroïde

Plexus cervical

Plexus pharyngien et œsophagien

Plexus pulmonaire et cardiaque

Plexus solaire

Plexus rénal

Plexus lombaire

Plexus hypogastrique

Plexus pelvien
Plexus sacré et coccygien

Dessin Elisabeth Breton©

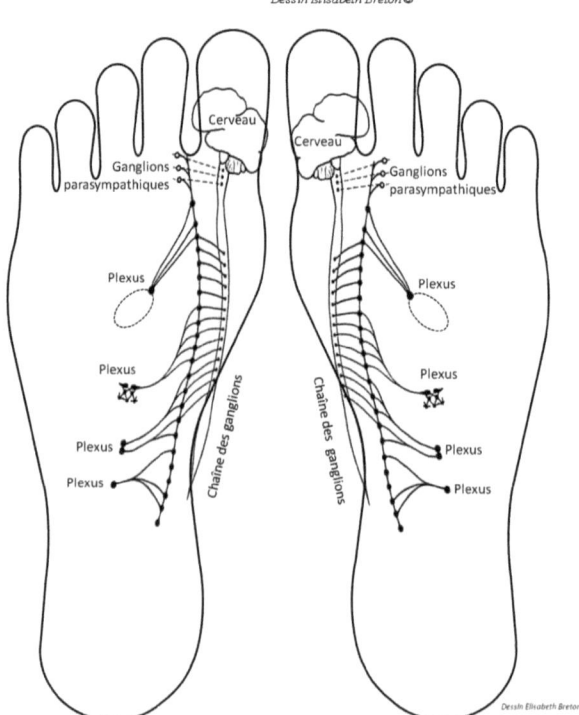

Techniques de stimulation des plexus neuro-réflexes plantaires

La réflexologie, « *modificateur* » du métabolisme cellulaire, régulateur des équilibres nerveux, sanguin et métabolique, agit comme « excitant » des **réflexes vago-sympathiques**.

Un désordre neurovégétatif peut se manifester par une hyper-sympathicotonie (profil d'un sympathicotonique) ou bien par une hyper-parasympathicotonie ou hyper-vagotonie (profil d'un vagotonique).

Les signes de la sympathicotonie : accélération du rythme cardiaque, irritabilité, amaigrissement, élargissement des pupilles, sécheresse de la peau et des muqueuses. Le sympathicotonique est maigre, nerveux, irritable. Ses réactions émotionnelles sont très marquées. Ses pupilles sont dilatées, sa bouche, ses muqueuses, sa peau sont sèches. Sa tension est élevée, le pouls rapide et vibrant. Souvent atteint d'inappétence, ses digestions sont lentes, accompagnées de pesanteurs, de somnolences. Il est sujet aux diarrhées. Exposé aux insomnies, aux névralgies, aux migraines avec pâleur.

Les signes de la vagotonie : ralentissement du rythme cardiaque, syncope, anxiété, rétrécissement des pupilles, hyper salivation, hypersudation des extrémités, constipation... Le vagotonique est d'aspect calme malgré un état fréquemment spasmodique. Ses pupilles sont contractées, la salivation et la transpiration sont abondantes, son pouls est lent et mou, sa tension basse. Il est sujet à l'acrocyanose (congestion froide et bleuâtre de l'extrémité des mains et des pieds), l'aérophagie, la constipation, l'asthme, l'eczéma, les migraines et les crises d'anxiété. Il présente une tendance à l'obésité.

Travail sur les plexus neuro-réflexes plantaires :

1. Prise de contact : pressions par appuis à sec sur les deux pieds en suivant la trajectoire des lignes longitudinales de la « *cartographie zonale* » du Dr Fitzgerald, en commençant le mouvement par le gros orteil en direction du talon, puis en remontant afin d'effectuer des pressions sur chaque orteil.

2. Effectuer la relaxation réflexe plantaire.

3. Pressions par appuis sur la chaîne de l'axe du stress, en partant du gros orteil puis en descendant progressivement vers le talon. Le travail se fait sur les deux pieds simultanément. Ces manœuvres consistent en des pressions lentes, répétitives, soutenues et rythmées par la posture de réflexologue. Il est important de toujours maintenir une cadence identique, la même fluidité de mouvement.

Après 3 pressions exercées sur le plexus, faire une petite pause sur celui-ci, puis reprendre les pressions en alternant avec des petites pauses sur les plexus. Effectuer ce geste sur chaque plexus, pendant 3 cycles minimum (3 pressions + pause + 3 pressions + pause + 3 pressions + pause) tout en maintenant le contact sur le plexus et en préservant la posture de réflexologue.

Ce travail est très subtil mais les effets sont profonds car cette stimulation va engendrer beaucoup de stimuli, lancer une dynamique d'influx dans tout le réseau du système nerveux cutané et exciter toutes les **ramifications des plexus** neurovégétatifs à l'organe visé. Action sur les ***réflexes somatiques et réflexes viscéraux.***

La stimulation réflexologique, qu'elle soit pour tonifier ou pour disperser, va engendrer beaucoup de stimuli et activer l'animation du flux réflexologique. L'information de stimulation réflexologique (flux réflexologique) sera perçue comme un « *message* » par le système nerveux, responsable de l'envoi, de la réception et du traitement des influx nerveux (système nerveux central et périphérique). Ces flux neuro-réflexologiques vont également être véhiculés dans le réseau du système neurovégétatif (somatique, sympathique et parasympathique).

Modification à distance de l'activité des organes et des glandes, par réflexes vertébraux viscéraux et par cheminement des flux réflexologiques via les <u>prolongements périphériques des plexus jusqu'à l'organe visé</u>.

S'il y a action, cette action réflexe peut être inhibitrice ou stimulante. Si le but est de favoriser la restauration du corps, **l'action sera stimulante du parasympathique ou inhibitrice de l'(ortho)sympathique**.
Une des activités du réflexologue est de détecter au plus tôt le déséquilibre neurovégétatif et les troubles fonctionnels.

L'AXE DU STRESS VIA LES PLEXUS

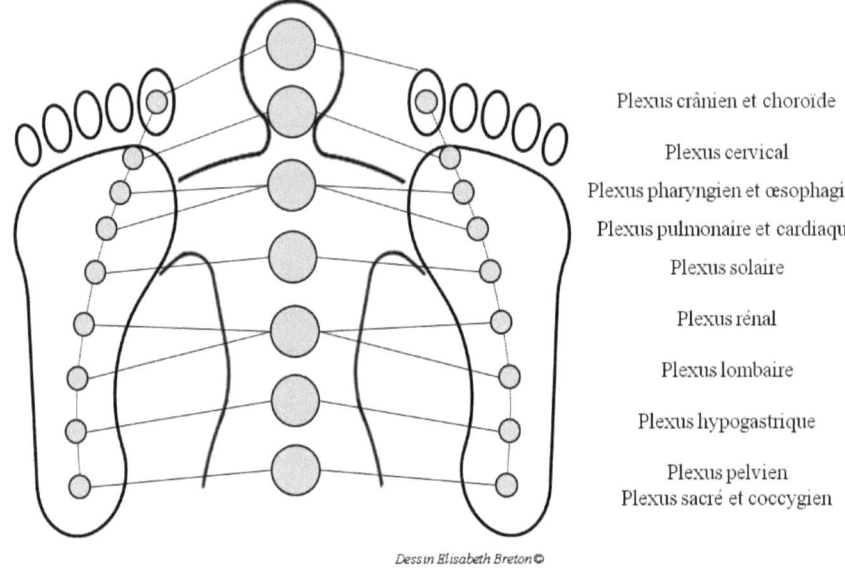

Plexus crânien et choroïde

Plexus cervical

Plexus pharyngien et œsophagien

Plexus pulmonaire et cardiaque

Plexus solaire

Plexus rénal

Plexus lombaire

Plexus hypogastrique

Plexus pelvien
Plexus sacré et coccygien

Dessin Elisabeth Breton©

Les cartographies des zones réflexes pieds-mains-visage d'Elisabeth Breton sont disponibles sur le site RéflexoVISU.

RéflexoVisu – Michel Dhélin

Logiciel intuitif de mémorisation de soins pour les praticiens.

Nombreuses illustrations, planches et posters.

<u>Note</u> :

Au sein du Centre de formation d'Elisabeth Breton, différents protocoles de relaxation et/ou de stimulation réflexologique sont proposés et étudiés, ainsi qu'un travail sur les chaines des plexus neuro-réflexes plantaires.

ZONES REFLEXES PLANTAIRES

Projection corps sur les pieds

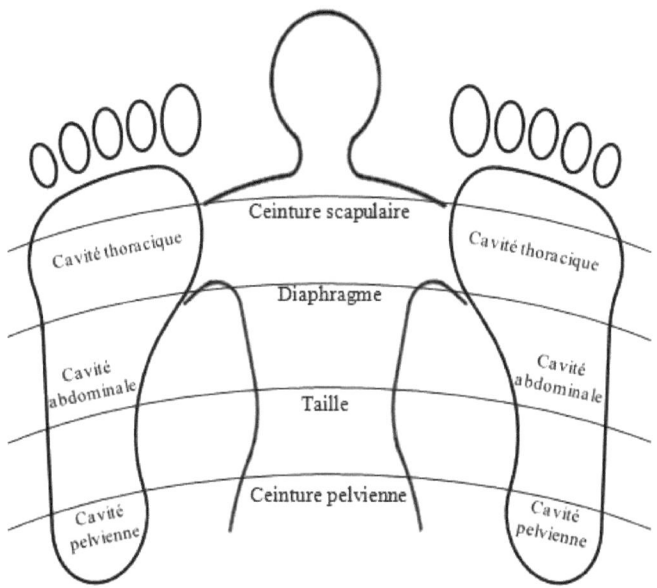

Dessin Elisabeth Breton

Le pied est divisé en 3 parties : les orteils, la voûte plantaire et le talon.

Haut du pied (haut du corps), les orteils : en rapport avec la tête et les organes des sens.

Milieu du pied (milieu du corps), la voûte plantaire ; en rapport avec le thorax, l'abdomen.

Bas du pied (bas du corps), le talon : rapport avec le bassin, la cavité pelvienne.

Bord interne osseux du pied (l'axe du gros orteil, 1er métatarse, tarse) : en rapport avec la colonne vertébrale et les muscles du dos.

Bord externe osseux du pied (l'axe du 5ème (petit) orteil, 5ème métatarse, tarse) : en rapport avec les membres supérieurs et inférieurs.

Face dorsale du pied : en rapport avec les systèmes glandulaire et lymphatique.

Cartographie des zones réflexes plantaires

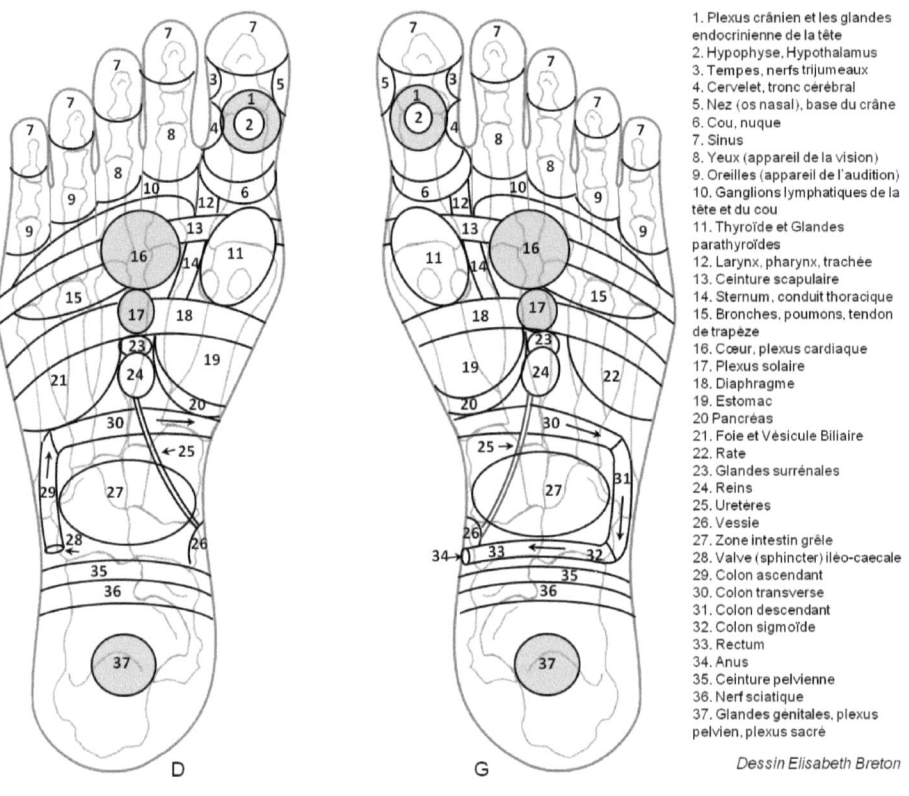

1. Plexus crânien et les glandes endocrinienne de la tête
2. Hypophyse, Hypothalamus
3. Tempes, nerfs trijumeaux
4. Cervelet, tronc cérébral
5. Nez (os nasal), base du crâne
6. Cou, nuque
7. Sinus
8. Yeux (appareil de la vision)
9. Oreilles (appareil de l'audition)
10. Ganglions lymphatiques de la tête et du cou
11. Thyroïde et Glandes parathyroïdes
12. Larynx, pharynx, trachée
13. Ceinture scapulaire
14. Sternum, conduit thoracique
15. Bronches, poumons, tendon de trapèze
16. Cœur, plexus cardiaque
17. Plexus solaire
18. Diaphragme
19. Estomac
20 Pancréas
21. Foie et Vésicule Biliaire
22. Rate
23. Glandes surrénales
24. Reins
25. Uretères
26. Vessie
27. Zone intestin grêle
28. Valve (sphincter) iléo-caecale
29. Colon ascendant
30. Colon transverse
31. Colon descendant
32. Colon sigmoïde
33. Rectum
34. Anus
35. Ceinture pelvienne
36. Nerf sciatique
37. Glandes génitales, plexus pelvien, plexus sacré

Dessin Elisabeth Breton

D   G

Le pied est un centre réflexe. A chaque "point réflexe" correspond un organe, une glande endocrine, une fonction ou une partie du corps.

Note : Les points réflexes ne se retrouvent pas exactement aux mêmes endroits sur les différentes chartes de réflexologie. Cela s'expliquerait par deux facteurs : d'abord, puisque l'approche continue d'évoluer, l'identification de l'emplacement des points peut varier légèrement en fonction des recherches et de la pratique ; enfin, les points sur les chartes sont indicatifs. Leur emplacement exact diffère un peu selon la morphologie des individus.

ZONES REFLEXES BORD INTERNE OSSEUX DU PIED

BORD INTERNE DU PIED

1. Nez (os nasal), base du crâne
2. Colonne cervicale
3. Colonne dorsale
4. Colonne lombaire (L1, L2 et L3)
4a. Colonne lombaire (L4 et L5)
5. Sacrum
5a. Coccyx
6. Utérus, prostate
7. Trompes de Fallope, canal déférent
8. Zone ganglionnaire pelvienne
9. Zone ganglionnaire du bassin

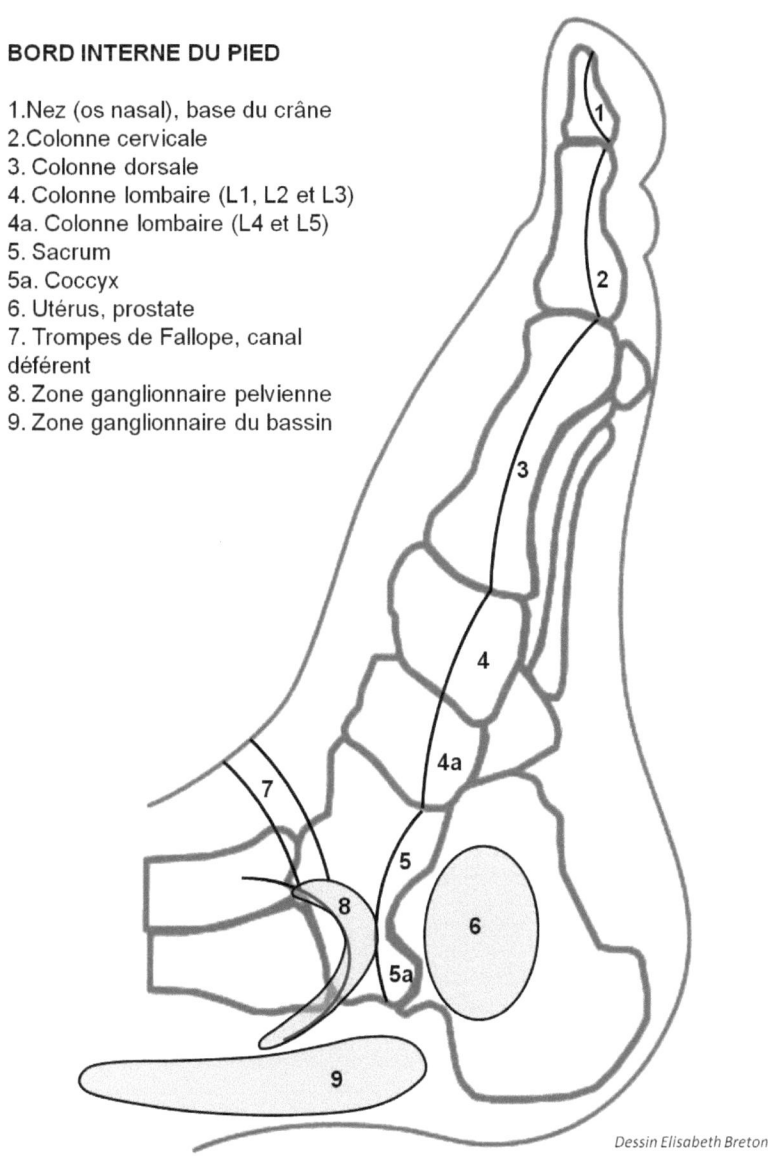

Dessin Elisabeth Breton

ZONES REFLEXES BORD EXTERNE OSSEUX ET DESSUS DU PIED

BORD EXTERNE ET DESSUS DU PIED
1. Maxillaire supérieur
1a. Maxillaire inférieur
2. Tonsilles
3. Tronc collecteur thoracique
4. Poitrine, glandes mammaires
5. Centre d'équilibre
6. Muscles nucaux
7. Epaule
8. Bras, avant-bras
9. Taille
10. Hanche, cuisse
11. Genou
12. Jambe, mollet
13. Pied, Talon
14. Ovaires, testicules
15. Zone ganglionnaire pelvienne
16. Zone ganglionnaire abdominale

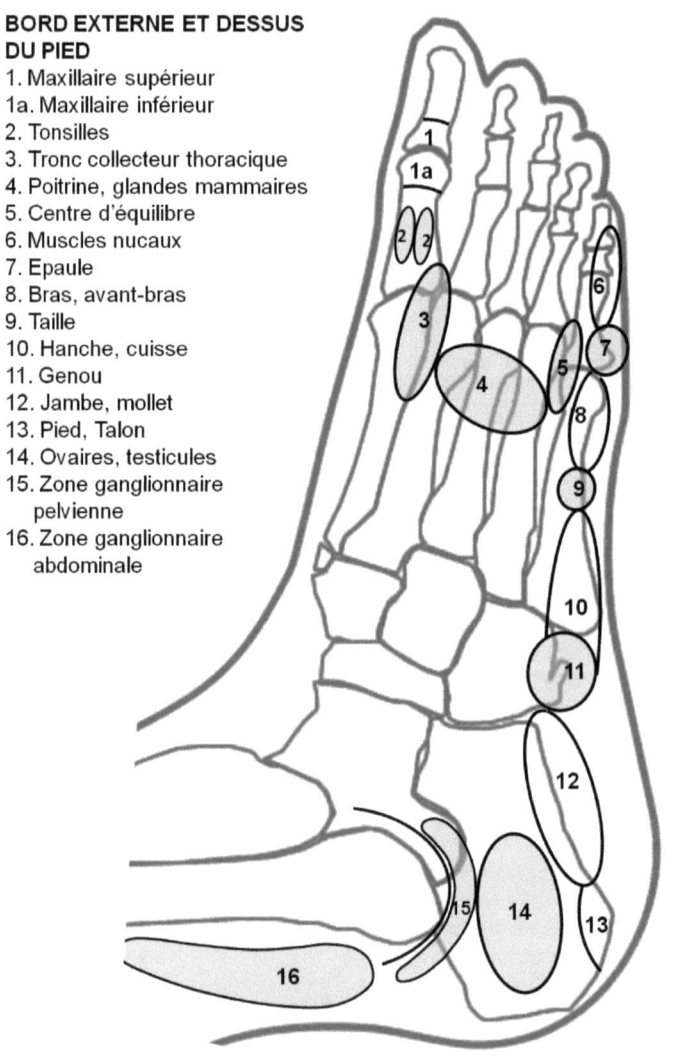

Dessin Elisabeth Breton

TROISIEME PARTIE

Troubles liés au stress

Les réponses de notre organisme par lesquelles et au sein desquelles nous vivons notre vie émotionnelle comportent souvent une face cachée, invisible, inconnue de nous-mêmes (inconsciente), qui met en action généralement un grand appareil physiologique et peut donc aboutir à des troubles fonctionnels, et ensuite, avec le temps, à des lésions. Telle est l'hypothèse psychosomatique assez communément retenue.

La réflexologie a des effets calmants sur le système nerveux. Celui-ci est parmi les premiers systèmes organiques à être exposé aux conséquences néfastes du stress. Le stress provoque des troubles somatiques avec notamment les effets suivants :

- **Dérèglement du système neurovégétatif, avec hyperactivité du système sympathique** : *Bouche sèche, sensation de boule dans la gorge, respiration difficile, tachycardie, transpiration, gène ou douleur thoracique, sensation de nœuds à l'estomac, froid, tremblements, tensions musculaires. Mais également une incapacité à se détendre, la sensation d'être survolté, des mictions fréquentes, une sensation de ballonnement ou de lourdeur du ventre ou un colon irritable.*
- **Symptômes physiques du stress :** *Fatigue, tensions musculaires, troubles du sommeil et de l'appétit, problèmes digestifs, douleurs, vertiges.*
- **Symptômes psychiques du stress** : *Difficulté à se concentrer et à prendre une décision, agitation, irritation, inquiétude, anxiété, faible estime de soi, baisse de la libido.*

Les principaux signaux d'un état stressé sont une fatigue chronique, une angoisse et une anxiété, un état dépressif (à cause de la compétition entre cortisol et sérotonine), des troubles digestifs, une perturbation des fonctions hormonales sexuelles, des problèmes immunitaires et des infections chroniques, des allergies, un état inflammatoire, une boulimie, l'alcoolisme et d'autres addictions diverses.

Face à la montée des maladies chroniques, il est urgent d'apprendre à éviter les émotions toxiques et d'être dépassé par le stress. C'est le but des approches corps/esprit, comme le yoga, la méditation de pleine conscience, la cohérence cardiaque, la relaxation, le shiatsu, les massages…
Les expériences récentes démontrent une réduction du stress à partir de ces pratiques.

La réflexologie, a-t-elle une place parmi ces pratiques antistress ?

Elisabeth Breton a participé avec ses élèves réflexologues à une étude sur **l'intensité de l'état de stress et les effets de la réflexologie**. Cette étude a été dirigée par le Dr. Bernard Payrau, cardiologue à Paris.

*« En tant que porteur de projet, je témoigne de l'engagement de Mme Elisabeth Breton dans une étude en cours, sur l'action de différentes méthodes sur le stress et le degré de bien-être des personnes. Cette étude est une recherche clinique multicentrique basée sur l'évaluation du niveau de stress avant et après application de méthodes manuelles ou non, mais non médicamenteuses. **Sa participation dans le bras Réflexologie représente une part importante de cette étude dont le degré d'avancement a dépassé le recueil des données ».***

Dr Bernard PAYRAU, Cardiologue, Paris, 24 octobre 2014.

NOTE :

Elisabeth Breton propose des protocoles structurés pour les troubles fonctionnels dus au stress suivants :

- Anxiété, nervosité, mal-être
- Baisse de moral, fatigue générale, lassitude
- Inconfort intestinal, maux de ventre
- Douleurs musculaires du dos
- Douleurs pelvipérinéales
- Maux de tête dus au stress
- Perturbation de la qualité du sommeil
- Tension nerveuse, surmenage

Tous les protocoles de relaxation et de stimulation neuro-réflexes plantaires ont été élaborés pour soulager divers troubles liés au stress et font partie du programme de la Gestion du stress par la réflexologie.

Dans cet ouvrage, vous trouverez les protocoles associés au travail des zones réflexes plantaires et à la chaine des plexus neuro-réflexes plantaires.

Anxiété, nervosité, mal-être

L'angoisse désigne un état de mal-être qui se manifeste par une sensation interne d'oppression et de resserrement ressentie au niveau du corps. Toutefois, si elle devient trop fréquente voire permanente, l'angoisse devient un symptôme pouvant être corrélé à d'autres signes particuliers pour former un syndrome, ou se présenter de manière isolée à travers une anxiété généralisée, ou une névrose d'angoisse.

Les stress et l'inquiétude font partie de la vie, mais quand l'anxiété devient oppressante au point d'être handicapante, il peut s'agir d'une véritable maladie. L'anxiété est un état de tension interne. Une personne anxieuse vit un mal-être psychique et/ou physique, accompagné par un sentiment d'inquiétude, d'appréhension ou de peur. Il existe différents niveaux d'anxiété, allant d'une anxiété légère dite normale jusqu'aux troubles anxieux.

La réflexologie a des effets calmants et relaxants, et par conséquent, elle diminue des tensions grâce aux effets qu'elle produit sur le système neuro-hormonal et musculaire. Différents récepteurs sensitifs de la peau déclenchent **des effets antalgiques et anxiolytiques**. La peau sécrète également des **endorphines**. C'est par leur intermédiaire que le toucher réflexologique peut nous apporter un sentiment de bien-être, un effet apaisant et déstressant.

Les personnes anxieuses sont souvent stressés, elles n'arrivent pas à respirer profondément, leur diaphragme est souvent contracté, sensible, en manque de mouvement et d'élasticité musculaire.

Il est important de bien détendre la zone du diaphragme et plexus solaire. Le diaphragme est le principal muscle de la respiration. En se contractant et en se relâchant, il agit sur les poumons et sur les viscères abdominaux (estomac, intestin grêle, côlon).

Souvent crispé lors d'un stress prolongé, le diaphragme peut apporter toute une série de désagréments…

Il est conseillé au préalable de bien détendre le pied. Un soin relaxant du pied apportera le relâchement nécessaire des structures anatomiques (musculaire, tissulaire, articulaire…) et permettra ainsi une meilleure vascularisation, de meilleures circulations sanguine et lymphatique.

Puis, selon les cas et les symptômes, le réflexologue doit sélectionner les zones réflexes en rapport à la problématique du sujet, stimuler ces correspondances quelques minutes, pour ensuite terminer sur la trajectoire glandes surrénales / reins / uretère / vessie, qui est la voie d'évacuation.

Commencer la séance par la relaxation réflexe plantaire puis enchaîner avec le protocole de stimulation (orteils, voûte plantaire).

<u>Action sur les zones réflexes (Z.R.)</u> :
Voir les dessins zones réflexes plantaires

Z.R. tête, plexus crânien, glande hypophyse, cervelet
Z.R. thyroïde et parathyroïdes
Z.R. poumons, cœur, plexus cardiaque
Z.R. plexus solaire, diaphragme
Z.R. foie, estomac et rate
Plexus hypogastrique
Z.R. glandes surrénales, reins, uretères et vessie

Après avoir stimulé la voûte plantaire, passer sur le bord interne osseux du pied, en rapport à la ZR de la colonne vertébrale. Effectuer plusieurs passages sur le bord interne, en partant du gros orteil vers le talon. Stimuler avec les techniques réflexes périostées.

Passer ensuite sur le bord externe osseux du pied, en rapport aux ZR des membres supérieurs et membres inférieurs. Procéder de la même façon, en partant du petit orteil vers le talon.

Et terminer par quelques effleurages légers sur le dessus des pieds (partie dorsale du pied).

Pour l'anxiété, la nervosité ou le mal-être, stimuler les plexus crânien, pulmonaire, cardiaque, solaire, rénal et hypogastrique.

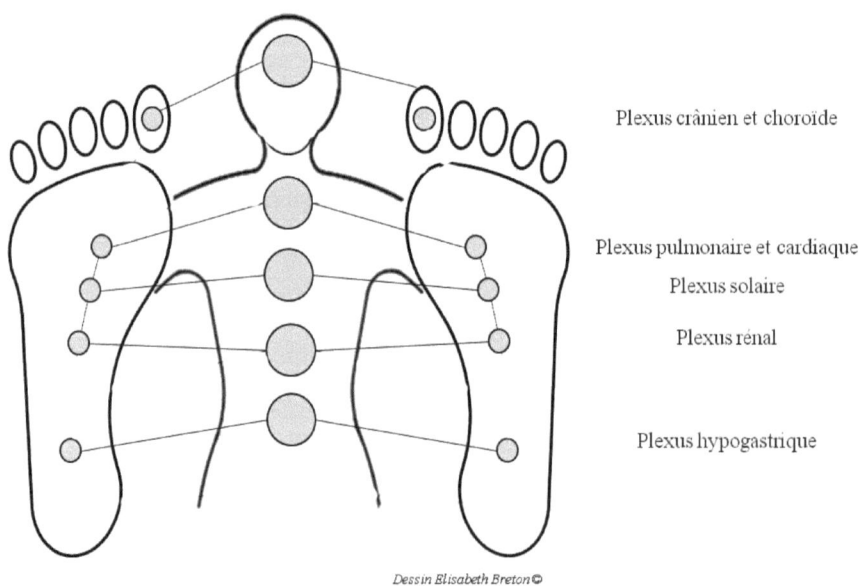

Plexus crânien et choroïde

Plexus pulmonaire et cardiaque

Plexus solaire

Plexus rénal

Plexus hypogastrique

Dessin Elisabeth Breton©

Baisse de moral, fatigue générale, lassitude

La lassitude est un état d'une grande fatigue physique ou morale. Une personne qui subit un stress prolongé peut se sentir très vite épuisée et découragée. Face aux situations stressantes elle peut se sentir abattue, sans ressources pour rebondir, elle ne voit pas la fin, se sent dépassée par les événements et se laisse aller…

Commencer par le protocole de relaxation réflexe plantaire puis enchaîner avec le protocole de stimulation (orteils, voûte plantaire).

Action sur les zones réflexes (Z.R.) :
Voir les dessins zones réflexes plantaires

Z.R. tête, plexus crânien, glande hypophyse, cervelet

Z.R. thyroïde et parathyroïdes

Z.R. poumons, cœur, plexus cardiaque

Z.R. plexus solaire, diaphragme

Z.R. foie, pancréas et rate

Plexus rénal

Z.R. glandes surrénales, reins, uretères et vessie

Après avoir stimulé la voûte plantaire, passer sur le bord interne du pied, en rapport à la ZR de la colonne vertébrale. Effectuer plusieurs passages sur le bord interne, en partant du gros orteil vers le talon. Stimuler avec les techniques réflexes périostées.

Passer ensuite sur le bord externe du pied, en rapport aux ZR des membres supérieurs et membres inférieurs. Procéder de la même façon, en partant du petit orteil vers le talon.

Et terminer par quelques effleurages légers sur le dessus des pieds (partie dorsale du pied).

Pour la baisse de moral, la fatigue générale ou la lassitude, stimuler les plexus crânien, pulmonaire, cardiaque, solaire et rénal.

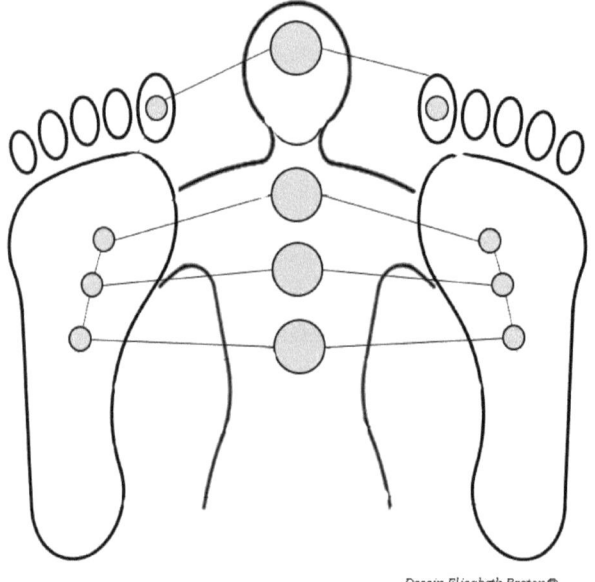

Plexus crânien et choroïde

Plexus pulmonaire et cardiaque

Plexus solaire

Plexus rénal

Dessin Elisabeth Breton ©

Inconfort intestinal, maux de ventre

Les causes sont multiples : sédentarité, manque d'exercice, alimentation pauvre en fibres, déshydratation, grossesse, âge, voyage…et le **stress**.

Les problèmes intestinaux, qu'ils soient chroniques ou épisodiques, n'épargnent personne. Pourtant, notre tube digestif est la clé de notre bon état de santé. L'intestin, avec sa flore microbienne et ses neurones, est l'un des maillons essentiels de notre santé. Il communique en permanence avec notre cerveau et joue un rôle déterminant dans l'apparition de nombreuses pathologies, parfois très éloignées des problèmes intestinaux.

Nos émotions ont une influence sur notre transit, un stress continu et excessif peut engendrer des troubles au niveau gastro-intestinal. L'intestin et le cerveau communiquent l'un avec l'autre par plusieurs moyens, et notamment par des mécanismes hormonaux et neuronaux. L'intestin transmet également des messages à divers noyaux importants du cerveau, par les fibres ascendantes du nerf vague. L'amygdale centrale, par exemple, transforme les signaux nociceptifs et stressants en réponses comportementales et végétatives comprenant l'anxiété et la dépression. Ainsi, le nerf vague peut moduler les réponses émotionnelles aux stimulations gastro-intestinales.

Un diaphragme contracté peut également impacter les organes et les viscères de la cavité abdominale en leur restreignant leur mobilité : les glandes surrénales se retrouvent comprimées entre le diaphragme et les reins, le foie se congestionne, le sang circule mal, de même que les matières dans les intestins.

Le système neurovégétatif peut aussi provoquer des gênes en fonction de l'état de stress comme les maux d'estomac, les coliques spasmodiques, …).

L'axe cerveau - ventre

Le ventre est notre « deuxième cerveau », avec 200 millions de neurones pour contrôler notre système digestif. Certains chercheurs pensent même que le ventre est le premier cerveau puisque son premier besoin pour survivre est de se nourrir. Le cerveau « du haut » se serait développé comme un outil, en cherchant des tactiques pour mieux se nourrir. Pour faire simple, **le cerveau (Système Nerveux Central) est relié en permanence et en direct avec le système digestif (Système Nerveux Entérique) grâce au Nerf vague (dit phrénique, ou 10)**. De plus, pour communiquer, ils utilisent le même élément chimique (neurotransmetteur) : Il s'agit de la **Sérotonine**.

Au niveau du cerveau, l'arrivée de sérotonine signifie « bien-être ». Au niveau du ventre, son rôle est de rythmer le transit et de réguler le système immunitaire (notre capacité à nous défendre contre les corps étrangers). La sérotonine est fabriquée par le système digestif, mais elle se promène partout grâce au sang et peut provoquer des malentendus au niveau du cerveau, en interférant avec nos émotions.

Un exemple très répandu est le syndrome du colon irritable : une personne sur dix est sujette à ces douleurs intestinales qui n'ont pas d'explication médicale, et sont classées comme des somatisations.

Ces douleurs illustrent bien le manque de communication entre les deux cerveaux : c'est la « névrose de l'intestin », générée par une hyperactivité neuronale au niveau des cellules de l'estomac. Elles sont souvent déclenchées par le stress ou des événements traumatisants.

Toutes les personnes ayant déjà eu « l'estomac noué » ou des troubles du transit intestinal liés au stress peuvent confirmer le fait que le cerveau peut influencer la fonction et les sensations intestinales.

Les techniques réflexes de relaxation et de stimulation auront une action réflexe sur le système neurovégétatif.

Commencer la séance par la relaxation réflexe plantaire puis enchaîner avec le protocole de stimulation (orteils, voûte plantaire).

<u>Action sur les zones réflexes :</u> (en fonction de la source du problème)
Voir les dessins zones réflexes plantaires

Z.R. tête, plexus crânien, glande hypophyse

Z.R. poumons, cœur, plexus cardiaque

Z.R. plexus solaire, diaphragme

Z.R. foie, vésicule biliaire, estomac, pancréas et rate

Z.R. gros intestin, intestin grêle, côlon, rectum, anus

Z.R. des ovaires (si syndrome prémenstruel)

Plexus rénal, plexus lombaire, plexus hypogastrique et plexus pelvien

Z.R. glandes surrénales, reins, uretères et vessie

Après avoir stimulé la voûte plantaire, passer sur le bord interne osseux du pied, en rapport à la ZR de la colonne vertébrale. Effectuer plusieurs passages sur le bord interne, en partant du gros orteil vers le talon. Stimuler avec les techniques réflexes périostées.

Passer ensuite sur le bord externe osseux du pied, en rapport aux ZR des membres supérieurs et membres inférieurs. Procéder de la même façon, en partant du petit orteil vers le talon.

Et terminer par quelques effleurages légers sur le dessus des pieds (partie dorsale du pied).

Pour 'inconfort intestinal ou les maux de ventre, stimuler les plexus crânien, pulmonaire, cardiaque, solaire, rénal, lombaire, hypogastrique et pelvien.

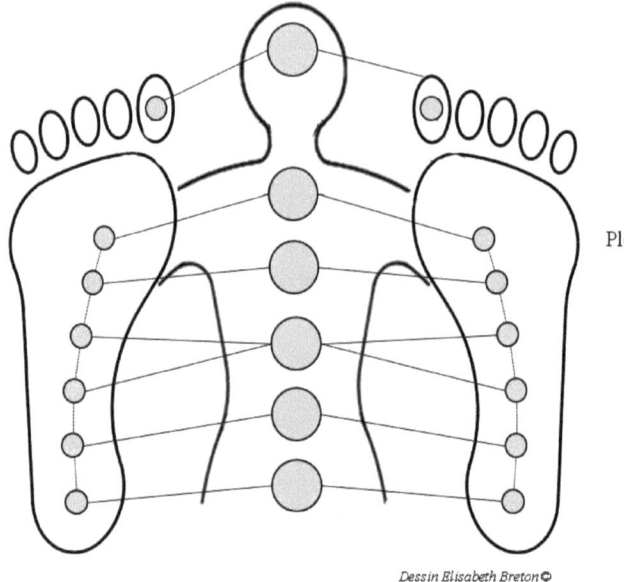

Plexus crânien et choroïde

Plexus pulmonaire et cardiaque

Plexus solaire

Plexus rénal

Plexus lombaire

Plexus hypogastrique

Plexus pelvien
Plexus sacré et coccygien

Dessin Elisabeth Breton©

Douleurs musculaires du dos

Les techniques réflexes de stimulation plantaire ont une action apaisante sur les tensions du dos dus au stress. Les pressions exercées au niveau des pieds permettent de relâcher les tensions musculaires et tissulaires dont les déséquilibres peuvent entraver l'influx nerveux et la circulation du sang ou des liquides. Ce relâchement peut être ressenti dans tout le corps.

Les muscles du dos sont d'ailleurs étroitement liés à la tension musculaire des pieds. Beaucoup de troubles musculo-squelettiques dits TMS peuvent être soulagés ou amoindris par des soins relaxants et stimulants des pieds.

La séance commencera par la relaxation réflexe plantaire. La détente apportera le relâchement nécessaire des structures anatomiques (musculaire, tissulaire, articulaire) et permettra une meilleure vascularisation, une meilleure circulation sanguine et lymphatique. Puis, selon les cas et les symptômes, le réflexologue sélectionnera plusieurs zones réflexes en rapport à la problématique du sujet, stimulera ces correspondances quelques minutes, et terminer sur les zones réflexes en lien avec la trajectoire glandes surrénales/reins/uretère/vessie – qui est la voie d'évacuation.

Note :

Sous la voûte plantaire, au niveau du muscle, se trouvent des cellules proprioceptives qui sont responsables de la relaxation des muscles extenseurs du corps (la musculature du dos). Ainsi, lorsque le muscle plantaire (fascia plantaire) et/ou son enveloppe sont trop tendus, des messages sont continuellement envoyés au cerveau pour relaxer les muscles de l'arrière du corps, ce qui peut provoquer des douleurs, de la fatigue et un mauvais soutien des structures osseuses attachées aux muscles impliqués.

Commencer la séance par la relaxation réflexe plantaire puis enchaîner avec le protocole de stimulation (orteils, voûte plantaire).

<u>Action sur les zones réflexes : (en fonction de la source du problème)</u>
Voir les dessins zones réflexes plantaires

Z.R. tête, plexus crânien, cervelet, nuque

ZR trapèze, muscle du dos, ceinture scapulaire

Z.R. poumons, cœur, plexus cardiaque

Z.R. plexus solaire, diaphragme

Plexus rénal, plexus lombaire, plexus hypogastrique et plexus pelvien

Z.R. glandes surrénales, reins, uretères et vessie

Après avoir stimulé la voûte plantaire, passer sur le bord interne osseux du pied, en rapport à la ZR de la colonne vertébrale. Effectuer plusieurs passages sur le bord interne, en partant du gros orteil vers le talon. Stimuler avec les techniques réflexes périostées.

Passer ensuite sur le bord externe osseux du pied, en rapport aux ZR des membres supérieurs et membres inférieurs. Procéder de la même façon, en partant du petit orteil vers le talon.

Et terminer par quelques effleurages légers sur le dessus des pieds (partie dorsale du pied).

Pour les douleurs musculaires de la nuque et du dos, stimuler les plexus crânien, pulmonaire, cardiaque, solaire, rénal, lombaire, hypogastrique et pelvien.

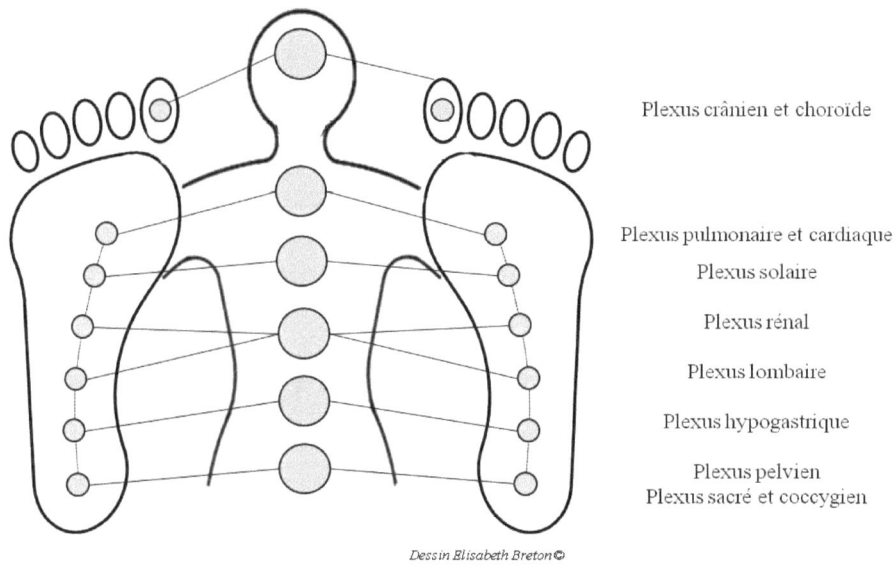

Plexus crânien et choroïde

Plexus pulmonaire et cardiaque

Plexus solaire

Plexus rénal

Plexus lombaire

Plexus hypogastrique

Plexus pelvien
Plexus sacré et coccygien

Dessin Elisabeth Breton©

Le stress provoque beaucoup de tensions dans le système musculo-squelettique, en particulier au niveau du tronc.

La colonne vertébrale est en étroite relation avec le système nerveux sympathique.

Il est intéressant également de travailler sur les bords internes osseux des pieds, zones anatomiques en rapport aux zones réflexes du dos, de la colonne vertébrale et de la chaîne sympathique latéro-vertébrale.

Les bords internes osseux des pieds seront stimulés par les techniques réflexes périostées.

Ci-dessous une projection des ganglions para-vertébraux sur les bords internes des pieds (correspondance à la chaîne sympathique latéro-vertébrale).

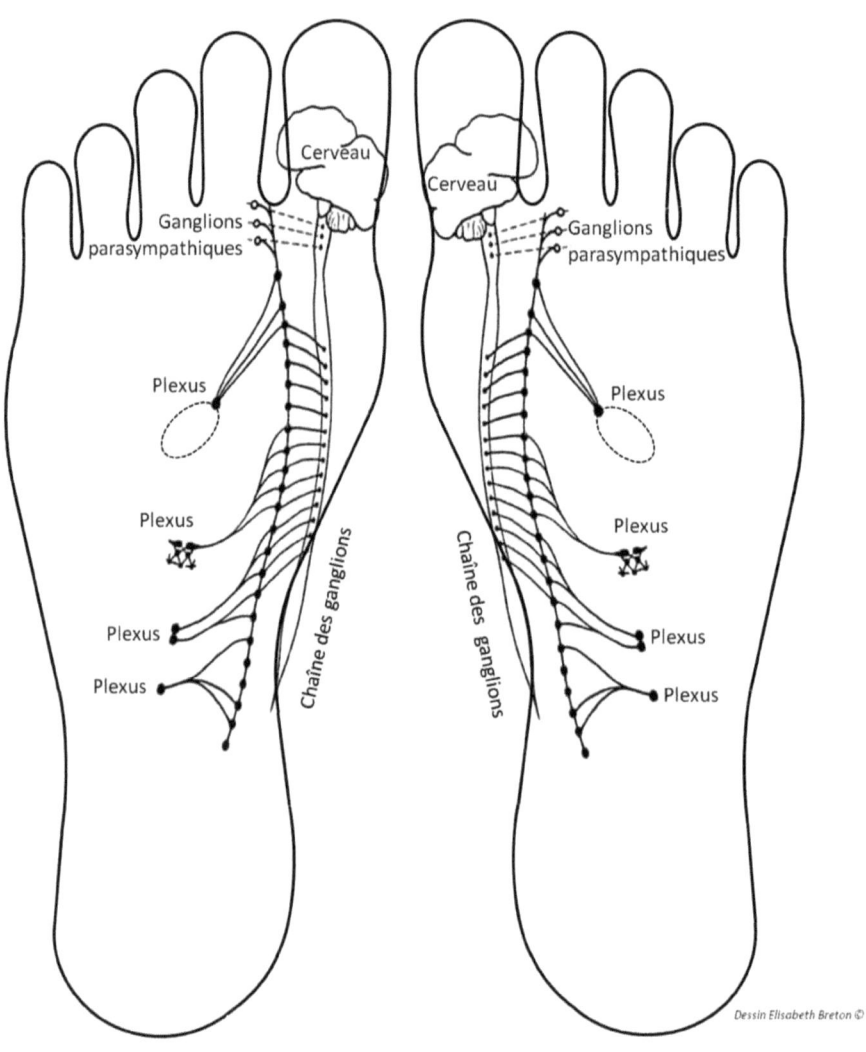

Témoignage recueilli par Elisabeth Breton :

Douleur musculo-squelettique (tensions du dos dues au stress professionnel)

A.C. (53 ans) vient une fois par mois pour soulager son mal de dos. Il est responsable d'une petite entreprise, souvent en déplacement, et selon ses propos « *porte beaucoup sur son dos* » !

Pas de problème de santé, pas de traitement médicamenteux en cours, il a passé des radios qui ne relèvent aucune pathologie. Son médecin traitant le trouvant stressé, il lui prescrit des séances de kinésithérapie et lui conseille de faire la relaxation.

A.C. a complété ses séances de kinésithérapie avec des séances de réflexologie plantaire, il constate une nette diminution de sa douleur dorsale, se sent moins tendu, moins contracté. Il est moins irritable et moins fatigué.

Au bout d'une quinzaine de séances de réflexologie plantaire, il retrouve élan et enthousiasme. Ces séances régulières sont selon ses propos *« l'issue par laquelle mon stress s'évacue »*. Ces rendez-vous mensuels sont devenus à ses yeux une nécessité pour son bien-être et son « mieux-être », à la fois professionnel et personnel.

Elisabeth Breton commence la séance par la relaxation réflexe plantaire puis elle enchaîne avec un protocole de stimulation réflexe (orteils, voûte plantaire) en appliquant différentes techniques réflexes de stimulation sur les zones réflexes (ZR) plantaires associées aux correspondances suivantes :

- Plexus crânien, tête, cou, nuque
- Thyroïde et parathyroïdes
- Poumons, cœur, plexus cardiaque
- Plexus solaire, diaphragme
- Plexus rénal et plexus hypogastrique
- Glandes surrénales, reins, uretère et vessie (trajectoire d'élimination)

Après avoir stimulé la voûte plantaire, Elisabeth Breton passe sur le bord interne osseux du pied, en rapport à la Zone Réflexe (ZR) de la colonne vertébrale et muscles du dos. Elle travaille ensuite sur le bord externe osseux du pied, en rapport aux ZR des membres supérieurs et membres inférieurs. Elle utilise les techniques réflexes périostées.

La séance se termine avec quelques effleurages sur le dessus du pied, autour des malléoles, et malaxage du tendon d'Achille.

Ces protocoles de relaxation et/ou de stimulation réflexes plantaires ont été élaborés pour soulager les douleurs du dos en cas de stress et font partie du programme de la gestion du stress par la réflexologie (protocoles structurés par Elisabeth Breton).

Douleurs pelvipérinéales

Un niveau de stress élevé peut être également une des causes de la douleur pelvienne. La zone pelvipérinéale correspond à de nombreux organes. Elle a la particularité d'être très investie « émotionnellement », et tout particulièrement en relation avec la maternité, la sexualité et les éliminations. Les douleurs de cette zone seront d'origines très diverses, souvent accompagnées de troubles psychoaffectifs.

Le pelvis est appelé aussi le petit bassin. Le petit bassin situé entre les deux os coxaux englobe des os comme le sacrum et le coccyx, et des organes comme le rectum, le système urinaire et les organes reproducteurs.

Les organes responsables des douleurs pelvipérinéales sont souvent situés en dehors de cette zone : les reins, le côlon, le rachis, les nerfs, les muscles.

Commencer la séance par la relaxation réflexe plantaire puis enchaîner avec le protocole de stimulation (orteils, voûte plantaire).

<u>Action sur les zones réflexes : (en fonction de la source du problème)</u>
Voir les dessins zones réflexes plantaires

- Z.R. tête, plexus crânien, hypophyse, cervelet
- Z.R. thyroïde et parathyroïdes
- Z.R. poumons, cœur, plexus cardiaque
- Z.R. plexus solaire, diaphragme
- Z.R. côlon, intestin grêle
- Plexus rénal, plexus lombaire, plexus hypogastrique et plexus pelvien
- Z.R. glandes surrénales, reins, uretères et vessie

Après avoir stimulé la voûte plantaire, passer sur le bord interne osseux du pied, en rapport à la ZR de la colonne vertébrale. Effectuer plusieurs passages sur le bord interne, en partant du gros orteil vers le talon. Stimuler avec les techniques réflexes périostées.

Passer ensuite sur le bord externe osseux du pied, en rapport aux ZR des membres supérieurs et membres inférieurs. Procéder de la même façon, en partant du petit orteil vers le talon.

Et terminer par quelques effleurages légers sur le dessus des pieds (partie dorsale du pied).

Pour les douleurs pelvipérinéales, stimuler les plexus crânien, pulmonaire, cardiaque, solaire, rénal, lombaire, hypogastrique et pelvien.

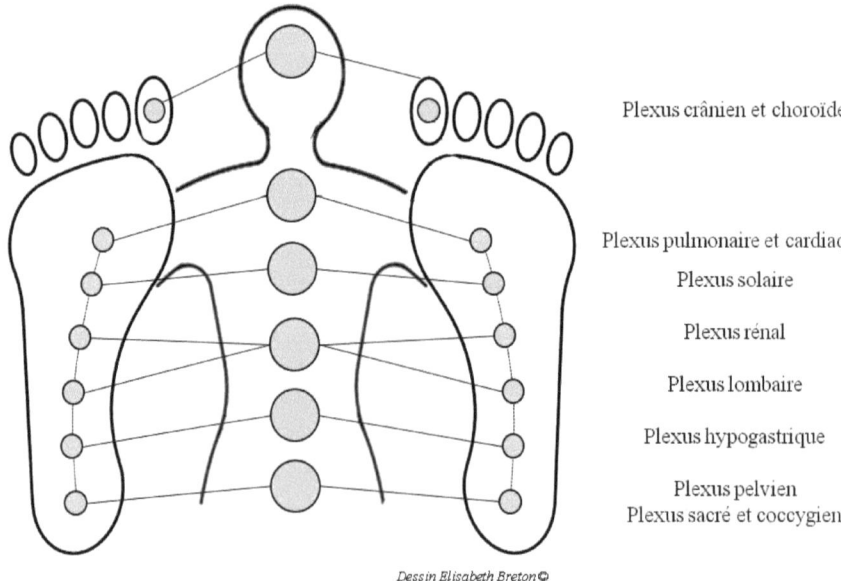

Plexus crânien et choroïde

Plexus pulmonaire et cardiaque
Plexus solaire

Plexus rénal

Plexus lombaire

Plexus hypogastrique

Plexus pelvien
Plexus sacré et coccygien

Dessin Elisabeth Breton©

Maux de tête dus au stress

Le stress est souvent cité comme un des facteurs déclenchant des maux de tête.

La boîte crânienne peut être soumise à de multiples tensions. En cas de stress, il n'est pas rare de serrer les dents, surtout la nuit, voire de grincer des dents. C'est le bruxisme. Les muscles de la mastication agissent alors sur le crâne comme un véritable étau, provoquant maux de tête, acouphènes ou vertiges et bloquant la base du crâne sur laquelle reposent l'hypothalamus et l'hypophyse. Le crâne devient dense, avec peu de mobilité des os, et une faible expression du mouvement respiratoire primaire.

Dans le but de détendre les muscles de la tête, de la mâchoire, de la nuque ou du haut du dos, le réflexologue va appliquer des techniques réflexes de relaxation et de stimulation sur les zones réflexes des pieds en rapport avec les zones corporelles concernées.

Le réflexologue peut appliquer également le protocole de stimulation des plexus neuro-réflexes en suivant la projection du nerf vague sur les pieds (ou nerf pneumogastrique, qui apporte la commande parasympathique à la majorité des organes et viscères du ventre et du thorax).

Commencer la séance par la relaxation réflexe plantaire puis enchaîner avec le protocole de stimulation (orteils, voûte plantaire).

<u>Action sur les zones réflexes : (en fonction de la source du problème)</u>
Voir les dessins zones réflexes plantaires

Z.R. tête, plexus crânien, cervelet, nuque (migraine du aux tensions nerveuses)

Z.R. Centre d'équilibre, yeux, nez (migraine olfactive)

Z.R. Thyroïde et Parathyroïdes (migraine du au surmenage)

Z.R. plexus solaire, diaphragme

Z.R. Foie, vésicule biliaire, estomac, pancréas et rate (si problème digestif, migraine hépatique)

Z.R. des organes de reproduction (migraine du aux troubles hormonaux, syndrome prémenstruel)

Plexus rénal, plexus lombaire, plexus hypogastrique et plexus pelvien

Z.R. glandes surrénales, reins, uretères et vessie

Après avoir stimulé la voûte plantaire, passer sur le bord interne osseux du pied, en rapport à la ZR de la colonne vertébrale. Effectuer plusieurs passages sur le bord interne, en partant du gros orteil vers le talon. Stimuler avec les techniques réflexes périostées.

Passer ensuite sur le bord externe osseux du pied, en rapport aux ZR des membres supérieurs et membres inférieurs. Procéder de la même façon, en partant du petit orteil vers le talon.

Et terminer par quelques effleurages légers sur le dessus des pieds (partie dorsale du pied).

Pour les maux de tête, stimuler les plexus *(en fonction de la source du problème) : c*rânien, pulmonaire, cardiaque, solaire, rénal, lombaire, hypogastrique et pelvien.

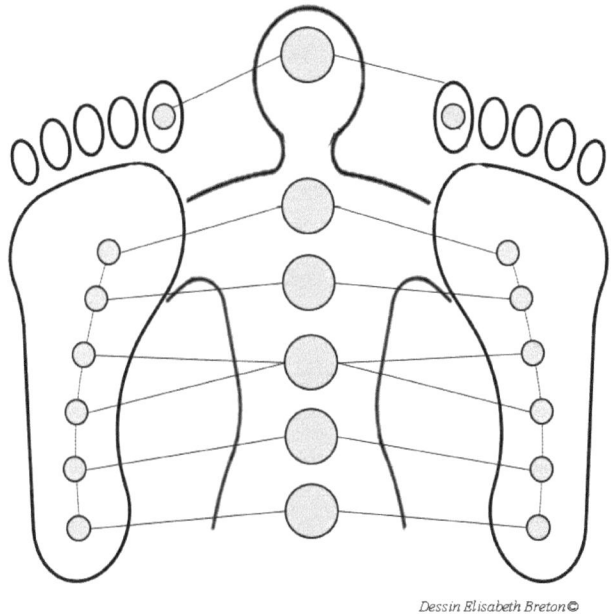

Plexus crânien et choroïde

Plexus pulmonaire et cardiaque

Plexus solaire

Plexus rénal

Plexus lombaire

Plexus hypogastrique

Plexus pelvien
Plexus sacré et coccygien

Dessin Elisabeth Breton©

Tension nerveuse et surmenage

Le stress est **un syndrome d'adaptation** à toutes les situations ressenties comme agressives auxquelles nous sommes confrontées dans la vie de tous les jours. Dans le langage médical le stress correspond à un ensemble de réactions neuro-psycho-biologiques destinées à maintenir l'équilibre face à un agent extérieur.

Le réflexologue utilise différentes techniques de stimulation réflexe pour établir la relation qui existe entre le système neuroendocrinien, le système réflexes, les terminaisons nerveuses et les voies réflexes. Il instaure ainsi un moyen de communication interne entre les correspondances organiques et les zones réflexes situées au niveau des pieds.

Commencer la séance par la relaxation réflexe plantaire puis enchaîner avec le protocole de stimulation (orteils, voûte plantaire).

Action sur les zones réflexes :
Voir les dessins zones réflexes plantaires

Z.R. tête, plexus crânien, hypophyse, cervelet, nuque

Z.R. Thyroïde et Parathyroïdes

Z.R. poumons, cœur, plexus cardiaque

Z.R. plexus solaire, diaphragme

Plexus rénal, plexus lombaire, plexus hypogastrique et plexus pelvien

Z.R. glandes surrénales, reins, uretères et vessie

Après avoir stimulé la voûte plantaire, passer sur le bord interne osseux du pied, en rapport à la ZR de la colonne vertébrale. Effectuer plusieurs passages sur le bord interne, en partant du gros orteil vers le talon. Stimuler avec les techniques réflexes périostées.

Passer ensuite sur le bord externe osseux du pied, en rapport aux ZR des membres supérieurs et membres inférieurs. Procéder de la même façon, en partant du petit orteil vers le talon.

Et terminer par quelques effleurages légers sur le dessus des pieds (partie dorsale du pied).

Pour la tension nerveuse et le surmenage, stimuler les plexus crânien, pulmonaire, cardiaque, solaire, rénal, lombaire, hypogastrique et pelvien.

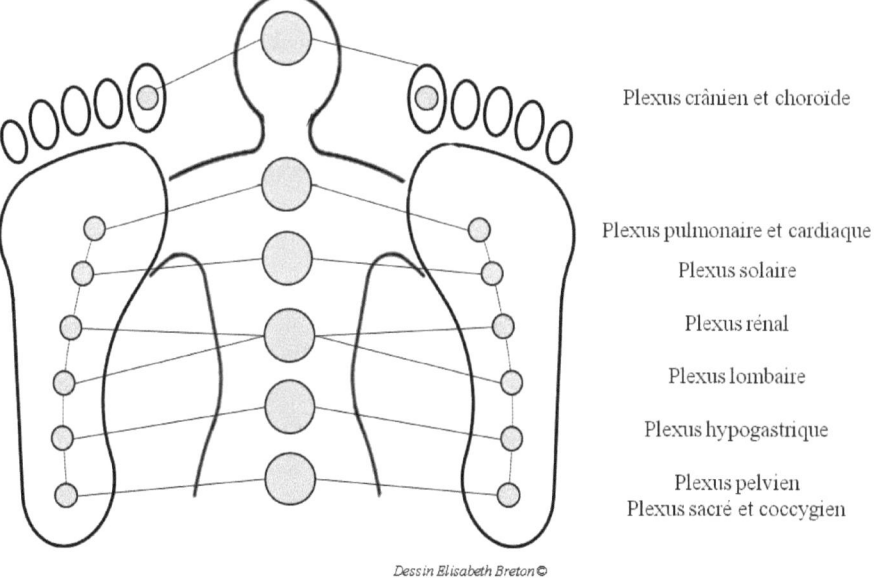

Plexus crânien et choroïde

Plexus pulmonaire et cardiaque

Plexus solaire

Plexus rénal

Plexus lombaire

Plexus hypogastrique

Plexus pelvien
Plexus sacré et coccygien

Dessin Elisabeth Breton©

Perturbation de la qualité du sommeil

Les dysfonctionnements du sommeil peuvent être causés par une grande variété de problèmes : insomnie d'origine psychologique due à un stress émotionnel, insomnie suite à un changement dans l'environnement ou à la suite d'un événement important. Ils peuvent également être liés à une consommation excessive de café, d'alcool ou de drogues.

La majorité des adultes a besoin de six à huit heures de sommeil par nuit pour être en forme. Un sommeil insuffisant ou morcelé peut être le signe d'un trouble du sommeil. Environ la moitié des adultes souffre d'insomnies, soit par une difficulté à s'endormir, soit par un sommeil interrompu.

L'insomnie est par ailleurs le symptôme le plus fréquent des troubles du sommeil dans le cas de douleurs chroniques. De nombreuses insomnies chroniques sont liées à une situation de **stress durable**, en relation avec une accumulation de différents facteurs de stress, qu'ils soient externes ou internes. La personne souffrant d'insomnie se trouve souvent dans un état de sur-stimulation du système sympathique (trop d'influx nerveux, trop de stimuli, trop de sécrétion d'hormones du stress…).

Les techniques réflexes de relaxation et de stimulation plantaire, palmaire ou faciale agissent sur le système nerveux parasympathique, la branche du système nerveux qui permet la récupération, la détente et le repos. Ces techniques favoriseront l'endormissement.

La réflexologie stimule également le système endocrinien, celui-ci permettant à l'organisme de libérer de la **mélatonine,** l'hormone du sommeil.

Commencer la séance par la relaxation réflexe plantaire puis enchaîner avec le protocole de stimulation (orteils, voûte plantaire).

<u>Action sur les zones réflexes :</u>
Voir les dessins zones réflexes plantaires

Z.R. tête, plexus crânien, hypophyse, cervelet, nuque
Z.R. Thyroïde et Parathyroïdes
Z.R. poumons, cœur, plexus cardiaque
Z.R. plexus solaire, diaphragme
Plexus cervical, plexus rénal et plexus hypogastrique
Z.R. glandes surrénales, reins, uretères et vessie

Après avoir stimulé la voûte plantaire, passer sur le bord interne osseux du pied, en rapport à la ZR de la colonne vertébrale. Effectuer plusieurs passages sur le bord interne, en partant du gros orteil vers le talon. Stimuler avec les techniques réflexes périostées.

Passer ensuite sur le bord externe osseux du pied, en rapport aux ZR des membres supérieurs et membres inférieurs. Procéder de la même façon, en partant du petit orteil vers le talon.

Et terminer par quelques effleurages légers sur le dessus des pieds (partie dorsale du pied).

Pour les perturbations de la qualité du sommeil, stimuler les plexus crânien, cervical, pulmonaire, cardiaque, solaire, rénal et hypogastrique.

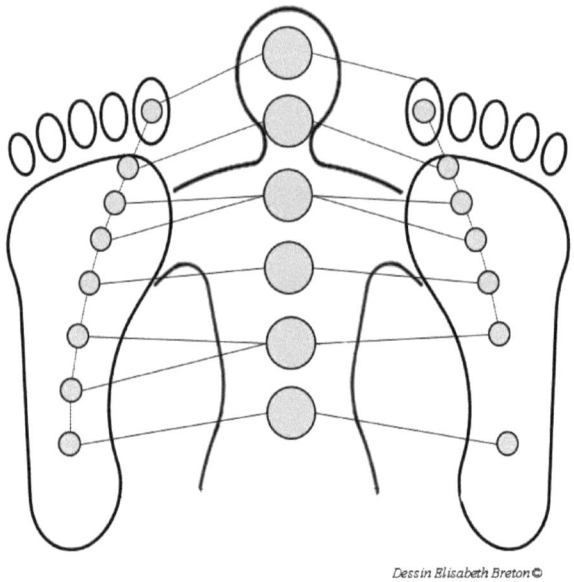

Plexus crânien et choroïde

Plexus cervical

Plexus pulmonaire et cardiaque

Plexus solaire

Plexus rénal

Plexus hypogastrique

Dessin Elisabeth Breton©

Quelques témoignages

Témoignages de personnes atteintes de la maladie de Parkinson

La maladie de Parkinson est une maladie chronique. Dans la majorité des cas, elle n'affecte pas l'espérance de vie. En l'état actuel des recherches, les causes précises ne sont pas connues, néanmoins, il est certain que ce n'est pas une maladie contagieuse. Elle semble n'être héréditaire que dans peu de cas. Les manifestations de la maladie sont variables : chaque personne atteinte aura son ou ses symptômes prédominants.

Actuellement, la maladie ne peut être malheureusement guérie, mais il existe tout un éventail de soins de confort et/ou de support permettant d'en atténuer les effets. La maladie de Parkinson est une maladie neurologique chronique affectant surtout le contrôle des mouvements. Elle se manifeste par un ensemble de symptômes et une évolution variable d'un individu à un autre. La maladie est due à un déficit **en dopamine**, un neurotransmetteur indispensable au contrôle des mouvements du corps, en particulier des mouvements automatiques.

Les symptômes les plus fréquemment associés à la maladie de Parkinson sont la lenteur des mouvements, la raideur, la rigidité musculaire, le tremblement au repos, la douleur, la fatigue, la constipation ou la dépression. Une personne ne cumulera pas forcément tous ces symptômes. La façon dont la maladie de Parkinson se manifeste peut changer d'un jour à l'autre, et même d'une heure à l'autre : les symptômes qui sont perceptibles un jour peuvent ne plus poser de problème le lendemain.

L'anxiété et le stress aggravent parfois les symptômes, et perturbent le sommeil, laissant à la personne malade un sentiment de fatigue et de baisse de forme.

Il est commun de définir la maladie de Parkinson comme étant la résultante d'une carence en dopamine au niveau du système extrapyramidal, entité constituée des noyaux gris (ou ganglions) de la base (encore appelés noyaux gris centraux) et des connexions qui les unissent. Plus précisément, l'affection se caractérise par la mort prématurée de neurones dopaminergiques du *locus niger* (ou substance noire), un des ganglions de la base. La substance noire intervient dans le contrôle des mouvements. Ses neurones dopaminergiques se projettent sur différentes structures cérébrales, plus particulièrement sur un autre noyau gris, *le striatum*, lui aussi fortement impliqué dans le contrôle moteur.

Toutefois, si la maladie de parkinson est associée au départ à une perte de neurones dopaminergiques du locus niger et de leurs projections vers le striatum, certaines théories avancent que les premiers stades de dégénérescence de la maladie pourraient se situer dans le tronc cérébral, la substance noire n'étant touchée que plus tard. Des symptômes non moteurs, telle une perte de l'odorat, précéderaient alors les symptômes moteurs et en constitueraient un signe annonciateur.

Voir ci-dessous des liens concernant la maladie :
http://reflexions.ulg.ac.be/cms/c_13642/la-dopamine-au-service-du-geste
http://www.franceparkinson.fr

Les séances de relaxation et/ou de réflexologie chez la personne atteinte de la maladie de Parkinson aura une action réflexe sur le faisceau du « *medial forebrain bundle* (MFB) » dont l'activation mène à la répétition de l'action gratifiante pour en consolider les traces nerveuses. Les séances de réflexologie apportent un bien-être physique et psychique, soulagent la douleur, réduisent l'état d'anxiété et régulent le système nerveux et hormonal.

Premier témoignage : Mme A.

Madame A. souffre de la maladie de Parkinson, diagnostiquée en 1997. Des soins réguliers en réflexologie lui ont été procurés de 2008 à 2011, dans le cadre d'une étude sur les effets de la réflexologie sur cette maladie.
Elle a écrit le témoignage suivant :

« *Dans ma quête de guérison, la* **réflexologie** *retient mon attention et dès les premières séances les bienfaits sont ressentis. Le massage des zones réflexes apaise la respiration, décongestionne les zones tendues, les jambes, les bras, la nuque, la gorge, la colonne vertébrale, les lombaires, les fessiers.*
Les symptômes ressentis:
L'ensemble du corps est raide, il s'engourdit comme gelé. Le synchronisme des mouvements disparaît, les bras ne se balancent plus automatiquement, la marche devient de plus en plus difficile jusqu'à l'immobilisme total, les jambes se raidissent, se sclérosent, elles sont marbrées rouges et très lourdes comme plombées, les pieds se tordent.
Le visage est figé, la gorge se noue avec parfois des angoisses, la nuque est lourde, douloureuse, la respiration est bloquée comme en apnée, des tensions musculaires s'installent, puis l'immobilisme est incontrôlable, la volonté n'a pas d'impact, au contraire elle peut renforcer les blocages.
L'action des médicaments est variable, et les différentes molécules actuellement disponibles révèlent toutes des effets « secondaires » redoutables parfois supérieurs aux symptômes de la maladie.

Les bienfaits des séances:

- *le visage est serein; moins crispé*
- *la gorge se dénoue*
- *une respiration plus profonde, plus calme permet une relaxation du corps*
- *la nuque plus souple*
- *moins de tensions lombaires*
- *les fessiers sont décongestionnés*
- *les mollets sont comme « décongelés »*
- *les pieds se détendent et le cerveau apaisé*

Madame A. (2010)

Mme A. a interrompu les séances de réflexologie pendant deux ans et demi. Les séances ont repris récemment, ci-dessous la suite de son témoignage :

« De la fin d'année 2011 à juin 2014, je me suis dirigée vers plusieurs pratiques thérapeutiques avec lesquelles j'ai dû adapter mon planning.
J'ai choisi avec l'accord de Mme Breton, de mettre entre parenthèses les soins en réflexologie et de poursuivre les séances de kiné.
Mme Breton m'a proposé de suivre ces autres thérapies et de faire une pause par rapport à la réflexologie.
Pendant plusieurs mois, j'ai bénéficié des acquis de la réflexologie, qui se sont évanouis. Les séances de kiné ne m'ont pas apporté le bien-être, je n'avais pas eu ce côté l'écoute du corps, comprendre et décrypter les messages envoyés…Les séances de kiné sont basées sur un ensemble de mouvements standards et répétitifs choisis et décrétés bon pour les malades.
Mais sont-elle les mêmes pour tous ? Des séances en groupe ne favorisent ni l'identification des besoins, ni l'osmose entre le kiné et le patient,

mouvements trop mécaniques qui n'invitent pas à l'harmonie entre le corps et l'esprit.

Quand en juin dernier grâce à Elisabeth Breton (son implication est totale et ses massages sont hautement toniques), j'ai retrouvé les bienfaits de la réflexologie, l'harmonie du corps et de l'esprit, les tensions s'estompent assez rapidement et les bienfaits reviennent.

Notre corps est un instrument de musique s'il sonne faux, le faire accorder.

Je félicite et remercie Elisabeth Breton pour implication, son altruisme pour faire connaître la réflexologie et sortir des clichés types ».

Mme A. (décembre 2014)

Deuxième témoignage : Mr E.

Mr E. a la maladie de Parkinson, diagnostiquée en 2012. Dans le cadre des études menées sur la maladie de Parkinson, Mr E. a reçu 8 séances en réflexologie plantaire, faciale et crânienne, de mars à mai 2014.

Ci-dessous les impressions de Mr E. suite aux séances reçues :

- *Meilleur sommeil surtout le soir après la séance.*
- *Les bienfaits ressentis : dort mieux et se sent plus détendu « mou ».*
- *Une nette amélioration de ses douleurs sciatiques + engourdissement du pied gauche alors que les médicaments étaient sans effets (voltarène).*
- *Nous n'avons pas constaté d'amélioration sur les causes pour lesquelles nous avons fait appel à la reflexologue, à savoir les tremblements de la mâchoire et de la main droite. Mais il se sent moins verrouillé, plus souple.*
- *Il se sent mieux moralement.*
- *Ce qui l'a marqué le plus, c'est qu'à l'avant dernière séance il a eu une sensation de circulation sanguine entre son cerveau et le pied gauche.*
- *Constate une meilleure sensation au niveau de la tête.*
- *Il sent mieux d'un point de vue général depuis la première séance.*

Témoignage du fils de Mr E. le 15/05/2014

Je remercie ces deux personnes qui ont bien voulu partager leur vécu et leurs expériences au travers les séances de réflexologie pour leur mieux-être et leur confort en complément de leurs traitements thérapeutiques.

CONCLUSION

ETUDES SCIENTIFIQUE
"Fasciathérapie et réflexologie comparées à L'hypnose et à la musicothérapie dans la gestion dus stress"

Elisabeth Breton a participé à une **étude multicentrique** sur les effets de quatre méthodes non pharmacologiques évaluant le niveau du stress avant et après application d'une séance (de chacune d'elles). Elle a piloté la branche REFLEXOLOGIE, l'une des quatre méthodes appliquées dans cette étude.

L'évaluation du degré de stress est effectuée en utilisant l'échelle STAI-Y qui interroge sur l'intensité de l'anxiété reconnue classiquement comme l'un des paramètres cliniques du stress. Le STAI (Spielberger 1966), ou State Trait Inventory Anxiety, est une échelle d'évaluation autoadministrée, qui a été largement utilisée par plus de 2000 études publiées depuis sa création.

Le STAI-Y comprend 2 échelles composées de 20 items chacune :
- **L'échelle d'Anxiété-Trait (STAI-Trait)** évalue l'intensité du trait anxieux de la personnalité du sujet, telle qu'il la ressent habituellement en termes de fréquence. Avec cette échelle, l'anxiété est donc évaluée comme une disposition stable, et donc administrée une seule fois avant la séance de réflexologie.
- **L'échelle d'Anxiété-Etat (STAI-Etat)** évalue l'anxiété ressentie sur le moment de l'évaluation et les réponses sont fournies en termes d'intensité. C'est donc un indicateur qui permet d'apprécier les modifications de l'état d'anxiété, en comparant les valeurs obtenues avant et après un soin ou une pratique. Dans cette étude, la passation du STAI-Etat s'effectue donc immédiatement avant et après la séance de réflexologie.

La comparaison des résultats produits avec ceux recueillis dans d'autres groupes ayant bénéficié de techniques antistress différentes, et soumises au même protocole, permet d'inscrire   la réflexologie parmi l'éventail des possibilités *non pharmacologiques dans la gestion du stress.*

NOTE :

Remerciements aux praticiens réflexologues du Centre de formation d'Elisabeth Breton, qui ont activement participé à cette étude de recherche sur l'évaluation du stress.

Cette étude a été publiée dans la revue HEGEL.
Hegel Vol. 8 N° 2 - 2018
Evaluer les effets de la réflexologie : réflexion à propos d'une étude clinique sur le stress du quotidien
https://www.reflexobreton.fr/wp-content/uploads/2018/07/20180719_Reflexobreton_Evaluer-les-effets-de-la-reflexologie.pdf

« Apport de la réflexologie dans le degré d'exposition et dans l'amélioration de la symptomatologie du burnout »

Essai pilote pluricentrique « en ouvert ». Participation des réflexologues de l'école Elisabeth Breton.

Objectif principal de l'étude : Evaluation de l'apport de la réflexologie sur le degré d'exposition au burnout (**échelle BMS-10**).

Objectif secondaire de l'étude : Evaluation de la réflexologie sur l'amélioration de la symptomatologie du burnout (**échelle MBI-HSS**).

L'étude permettra de déterminer « le risque d'exposition au burnout » des personnes dites stressées et de montrer que ce risque d'exposition est moindre APRES l'intervention qu'avant.

Ainsi, on ne parle pas de burnout au sens littéral du terme, mais seulement du degré d'exposition. On pourrait dire de la chance – ou plutôt de la malchance – de développer un jour un burnout, car plus le taux d'exposition est élevé plus le risque d'être impacté un jour par le burnout est fort » (Dr Jacquet).

RESULTATS (sur 20 observations terminées) :

23 sujets (20 femmes et 3 hommes), dont 3 sujets exclus en cours d'essai (cause arrêt de travail ou traitement médical).

> ➢ Diminution du score de l'échelle BMS-10 (= amélioration)
> ➢ Diminution du score de l'épuisement professionnel (= amélioration)
> ➢ Diminution du score de la dépersonnalisation (= amélioration)
> ➢ Augmentation du score d'accomplissement personnel (= amélioration)

L'essai n'étant pas terminé, les analyses statistiques n'ont pas encore été réalisées. On peut néanmoins remarquer une forte diminution du score d'échelle BMS10 (~ 50 %) et une amélioration des items de l'échelle MBI-

HSS. On peut raisonnablement penser que la statistique mettra en évidence la significativité de ces variations.

Médecin coordonnateur du projet : Dr Alain JACQUET – médecin, chercheur, pharmacologue du Département de Pharmacologie Clinique de l'Université Victor-Segalen Bordeaux II – CHU de Bordeaux.

Cette étude a été publiée dans la revue HEGEL.
Hegel Vol.9 N°2-2019
http://documents.irevues.inist.fr/bitstream/handle/2042/70218/HEGEL_2019_2_7.pdf?sequence=1

Elisabeth Breton a publié plusieurs articles sur la réflexologie dans la revue scientifique HEGEL.

Biographie de l'auteur

Elisabeth Breton, criminologue de formation universitaire, s'oriente depuis 2001 vers le domaine du Développement personnel et du Bien-être de la personne, la Gestion du stress, la Relaxation et tout particulièrement la Réflexologie.

Elle se forme à plusieurs techniques manuelles (Massage Californien, Massage Oriental, Aroma-Réflexologie®, Dien'Cham®, Fascia-Esthétique®, Lympho-Energie® Méthode Dominique Jacquemay, Namikoshi Shiatsu, Relaxation Japonaise).

En 2007, elle s'initie à l'ostéopathie, à l'Institut R.O.R.I. (Richard Osteopathic Research Institute), où elle a suivi et reçu l'enseignement des techniques réflexes conjonctives, périostées et dermalgies viscéro-cutanées.

Elisabeth Breton est présidente de l'Association des Réflexologues RNCP (ARRNCP).

Responsable de la commission évaluation réflexologie/réflexothérapie au sien du GETCOP - Groupe d'Evaluation des Thérapies Complémentaires Personnalisées,

Membre du groupe d'experts Académie Médicale d'Auriculothérapie et des Techniques Associées (AMATA), de la Chambre Nationale des Professions de la Santé Durable, de l'Association La Douleur et le Patient Douloureux, et d'International Society for Complementary Medecine Research

Elle se spécialise en Gestion du Stress et de l'Anxiété, à SYMBIOFI (Interactive emotional self-therapy, Innovative Solutions for Stress), partenaire du CHRU de Lille et à la Gestion Médicale du Stress, à AEMI (Académie Européenne Médecine Intégrative).

Elisabeth Breton participe activement en tant que conférencière aux congrès scientifiques :

> *du GETCOP (Groupe d'Evaluation des Thérapies Complémentaires Personnalisées, depuis 2016).*
> *d'ICEPS – Interventions Non Médicamenteuses (depuis 2017).*

Elisabeth Breton est auteure de livres sur la « Réflexologie pour la forme et le bien-être » et « Réflexologie Faciale et Crânienne », aux Éditions Vie.

REFERENCES BIBLIOGRAPHIQUES

1. « *Réflexologie pour la forme et le bien-être* », Elisabeth Breton, aux éditions vie, 2014.

2. « *Techniques Réflexes conjonctives, périostées et dermalgies viscéro-cutanées* », Raymond Richard, D.O. - Richard's Osteopathic Research Institute (RORI).

3. « *L'Ostéopathie. Fondement, techniques et applications* » Jean-Pierre Amigues, éd.Ellébore, coll. »Thésus ».

4. « *Gestion du stress et de l'anxiété* », Dominique Servant, CHRU de Lille, 2013.

5. « *Anatomie du stress* » Thurin Jean-Michel. (2007), Le journal du CNRS, N°212, septembre 2007.

6. « *Stress, pathologies et immunité* » Thurin J-M, Baumann N. (2003)*, Paris : Médecine-Science, Flamarion.

7. « *Utilisation des techniques de relaxation dans les états de stress* », Cours de Nadine Quéré, Masseur-kinésithérapeute D.E., Thérapie manuelle des fascias, Consultante en gestion du stress et Intervenante au sein de l'école de réflexologie d'Elisabeth Breton.

8. « *Nutrition, Bien-être et Stress* », Cours de Dr Joakim Valéro, Médecin nutritionniste gériatre, intervenant au sein de l'école de réflexologie d'Elisabeth Breton.

9. « *Tout vient du ventre (ou presque)* », Danièle Festy, éd. Leduc, 2010.

10. « *L'intestin, notre deuxième cerveau* », Pr. Francisca Joly Gomez, éd. Marabout, 2014.

12. « *Mon corps au pays des merveilles* », Dr. Clara Naudi, Editions Phidias.

13. « *Les maladies psychosomatiques* » Jacques Thomas, Les Guides Santé, Hachette 1989.

14. « *L'Encyclopédie de la Médecine* », Duke Center for Integrative Medicine

Quelques références liens sites

Centre de formation Elisabeth Breton

www.reflexobreton.fr

Prévention et Gestion du stress

https://www.preventiongestionstress.com/

ARRNCP – Association des Réflexologues RNCP

https://www.reflexologues-rncp.com/

GETCOP-Groupe d'Evaluation des Thérapies Complémentaires Personnalisées

http://congres-therapiescomplementaires.org/getcop_home.php

CEPS - Une plateforme universitaire dédiée aux méthodes d'évaluation des Interventions Non Médicamenteuses

https://www.icepsconference.fr/plateforme-ceps/

Psycho&Bien-être, *Portail de la Psycho, de la Santé et du Bien-être*

http://www.psycho-bien-etre.be/bien-etre/reflexologie

Association La Douleur et le Patient Douloureux

http://www.la-douleur-et-le-patient-douloureux.fr/Accueil/accueil.php

Association La Fontaine du Bien-être

http://www.fontainedubienetre.fr/

La Chambre des Professions de la Santé Durable

http://www.chambre-professions-sante-durable.fr/

Centre de Formation « Toucher-massage pour bébé »
http://www.grainedemassage.fr/

Soigner le stress : nouveaux outils, nouvelles approches
www.symbiofi.com

CODESNA – logiciel de mesures
https://www.codesna.com/fr/

ReflexoVISU
https://www.reflexovisu.fr/

ReflexoEXPERT
https://www.reflexoexpert.fr/

ICAMAR – Revue médicale sur l'auriculothérapie
http://www.icamar.org

HEGEL – Revue scientifique et médicale
http://documents.irevues.inist.fr/handle/2042/38744

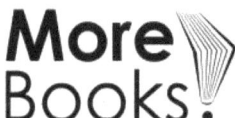

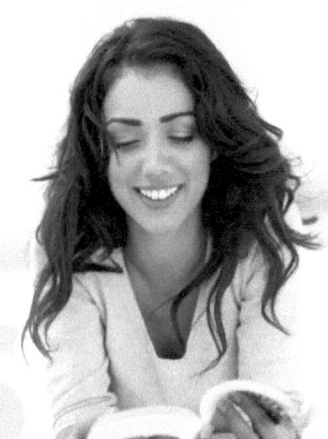

I want morebooks!

Buy your books fast and straightforward online - at one of world's
fastest growing online book stores! Environmentally sound due to
Print-on-Demand technologies.

Buy your books online at
www.morebooks.shop

Achetez vos livres en ligne, vite et bien, sur l'une des librairies en
ligne les plus performantes au monde!
En protégeant nos ressources et notre environnement grâce à
l'impression à la demande.

La librairie en ligne pour acheter plus vite
www.morebooks.shop

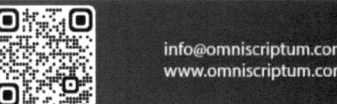

info@omniscriptum.com
www.omniscriptum.com

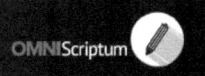

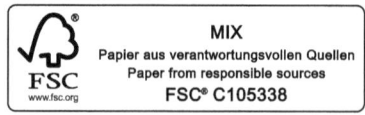

MIX
Papier aus verantwortungsvollen Quellen
Paper from responsible sources
FSC® C105338

FSC
www.fsc.org

Printed by Books on Demand GmbH, Norderstedt / Germany